CT造影技術

企画　八町　淳　長野赤十字病院中央放射線部
編集　寺澤和晶　長野赤十字病院中央放射線部
監修　林　信成　IVRコンサルタンツ

CT造影技術の基礎、理論・技術の臨床応用、
研究用ファントム作製、最新CT装置の造影理論など
長野赤十字病院における検討を中心に、考えるヒントをまとめた1冊

造影CT検査の全てがここにある

MEDICAL EYE

八町 淳先生の
集大成!!

大好評につき学会・書店で
売り切れ続出!
放射線科医、
診療放射線技師の皆様から
ご支持を頂いた、
造影CT検査の全てを
まとめた必携の1冊!

企画／八町　淳（長野赤十字病院）
編集／寺澤和晶（長野赤十字病院）
監修／林　信成（IVRコンサルタンツ）
定価4,500円（本体4,286円＋税）
B5版／296P
ISBN978-4-86291-099-8

本のお求めは
全国の大型書店、
または弊社
WEBサイトから!

電子書籍版も販売中!!

メディカルアイ　〒171-0022　東京都豊島区南池袋3-18-43 内山ビル3F
TEL.03-5956-5737　FAX.03-5951-8682
http://www.e-radfan.com/

JN124105

RadView

ユーザーが明かす ［ SOMATOM go.Top ］ イチオシポイント

宮崎県立延岡病院
放射線科
長友俊樹

宮崎県立延岡病院
放射線科 技師長
蕪 俊二

救急医、診療放射線技師が認めた!
CT検査のスループットを変えてしまった
SOMATOM go.Topの真価

はじめに

宮崎県立延岡病院は、病床数410床、診療科23科、平均在院日数13日の急性期病院であり、延岡西臼杵医療圏と日向入郷医療圏の二次・三次救急医療を一手に担っている。このたび、当院救急救命センターのX線CT装置（以下、CT）更新に伴い、特に救急患者を対象にした付加価値のある64列CTの検討を行い、Siemens Healthineers の SOMATOM go.Top（以下、go.Top）の導入を決めた。最大の理由は、"AI技術を採用したワークフロー"である。

CTの多列化、画像再構成の高速化、線量低減や画質向上などの目覚ましい発展は、診断の質に大きく寄与し、全て患者ファーストに紐づくものである。一方で、画像の量が増えるに従い、操作や処理に追われる診療放射線技師（以降、技師）の状況は、技師の職としての本質ではないと感じることがある。これまでの様々な技術革新が技師のスキル向上に繋

がってきたことは事実として、今回はそれ以上に"ワークフロー改善のための技術開発"に重きを置いて装置選定を行った。救命救急センターのCTは、技師全員が早急に平均的な操作を習得する必要があり、結果的に各々2時間程度のトレーニングでそれが実現できたのは、このAI技術の恩恵である（図1）。

救命救急センターで求められるCT検査全体の効率化

我々が最重要項目に掲げた「検査ワークフローの高速化・簡易化」は、一刻を争う救命救急の現場において全ての方にご納得いただけるテーマであろう。そこで、次の2つの場面に分けて、go.Topのイチオシポイントを紹介したい。

1. 救急患者のCT室入室から退室まで
■**FAST Topo**：本撮影に比べて緩慢な印象のある位置決め（Topo）撮影だが、

go.TopではTopo撮影速度も高速化されている。さらに、ロードしてからスタートボタンを押せる状態になるまでが非常に速く、スピーディーな撮影部位決定と頻発する撮影部位追加に関してもストレスなく実施できる。

■**FAST Planning**：救急CT検査は、当然の時間的制限に加えて様々な心理的負荷や煩雑性を担う厳しいシチュエーションで実施されることが多いが、撮影部位に応じてTopo画像から正確なスキャン範囲（体軸方向・FOV）が自動的に設定されるため、シンプルかつスムーズに検査を進めることが可能である。

■**Check and Go**：従来、撮影終了時にAx画像を上下確認して検査終了の判断をしていたが、go.Topでは撮影後瞬時に表示されるCor又はSag画像で撮影範囲を十分に含んでいるかを視覚的に感じ取り、素早く撮影終了の判断ができる。

■**2mの撮影範囲**：当院では撮影範囲2mの寝台を採用したことで、頭部から下肢まで含めた全身撮影でもポジショニング変更することなく撮影でき、大幅に時間短縮ができている。

2. 撮影後に診断画像を医師へ提供するまで
■**Mobile Workflow**：撮影後すぐにCT室へ入る医師はガントリに装着したタブレットで画像を確認することもできる。また、COVID-19疑いの患者撮影時にもゾーニングを行いながら医師はCT室内で画像確認ができる。

■**Inline Anatomic Range**：救急診断にはAx画像に加えてSag・Cor画像が有用であるのは明らかだが、従来は撮影終了後にthin sliceを作成して技師が細かく角度などを調整しながらMPRを作成していたため時間がかかった。go.Topでは

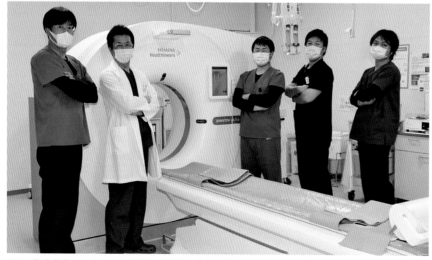

図1 救命救急センターのCT撮影を担う診療放射線技師
写真に写っていないスタッフ含め、16名全員が担当する。

協賛：シーメンスヘルスケア株式会社

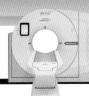

Rawデータから直接MPRを作成できるためthin sliceを必要とせず、さらに既報[1]のとおり様々な部位に対して軸補正され適正範囲に収まったMPRを自動作成することができ、事前にAx・Cor・Sag 3つの再構成を1つのリコンジョブに設定しておくことで、MPR作成の大幅な時間短縮が可能になった。やむを得ず救急患者を真直ぐポジショニングできない場合でも十分な補正がかかり、たとえ手を加えるとしても微調整後にボタン1つで正確なMPRを作成できるため、同時多数傷病者の受け入れ時やCT直後に他の撮影が必要な場合にも、遅滞なく画像作成・送信することができている。

■HD FOV：ガントリ開口径と同一のFOV 70cmまでデータを保持しており、外傷pan scan撮影などでは両肩、両上肢をレトロスペクティブに画像再構成できる。患者の位置変更や別途撮影による患者、スタッフの負担軽減になり、画像作成の追加オーダーにも対応しやすい。

その他救急での有用性として、寝台に設置された専用のペーパーホルダーは、医師・技師ともに非常に気に入っており、細かなことだが救急現場を意識したスピード感への配慮を感じる（図2）。また、装置の機能に加えて、Smart Simulator（クラウド型シミュレーターによるトレーニング）が救急でのスムーズな立ち上げに大きく貢献したと感じている。

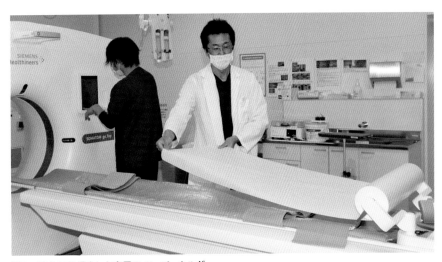

図2　寝台に設置された専用のペーパーホルダー
感染対策のためのシートの拭き上げは救急において非常に煩わしい作業であるが、このホルダーを利用すると一瞬でシート交換が終わる。

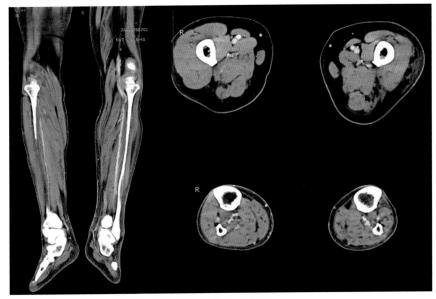

図3　低管電圧（90kV）を利用したDVT（深部静脈血栓症）撮影
従来の120kVでの撮影に比べて造影効果の高い画像が描出できている。

さいごに

AI技術を採用したワークフローにより、救急患者のCT室入室から医師へ診断画像を提供するフロー全体で10分以上短縮することができている。検査全体を考えれば、いくら多列化しても撮影時間は数秒しか変わらない。thin sliceの再構成は各社高速化しているものの、軸位を合わせたMPRの自動作成までは対応しておらず、CT検査トータルでの時間短縮は他社ハイエンド機を上回る性能を実感している。今回ワークフローをメインに紹介を行ったが、もちろん線量や画質に

医師・技師ともに満足している。線量は外来CTに比べて全体的に低く抑えられており、何より低コントラスト領域も高コントラスト領域も非常にクオリティが高い。90kVの低管電圧撮影もプロトコルに組み込んでおくことで何の抵抗もなく実施でき、出てきた画像が綺麗で驚いた（図3）。

また、単にスピーディーな検査の実現というだけでなく、我々の意識を"撮影に対する煩雑性"から、より"患者の安全性や画質向上"に向けることができるよ

うになっており、ワークフローの改善は想像以上に大きな恩恵があると感じている。技師の「働き方改革」に寄与するだけでなく、昨今話題の「タスクシフト」について、今回のワークフロー向上は"医師の負担を減らして患者さんの安全面を確保する"という点で間接的な一種のタスクシフティングを実現していると言える。

＜文献＞
1）林 圭吾:SOMATOM go.Topの見えない真実. RadFan 17(9):2-3.2020

特集1 | オートプシー・イメージング 2021 | CLINICAL REPORT

P20〜22　ディープラーニングを用いたAi-CTに対する死後経過時間推定に有効な画像特徴の発見

山口大学大学院 創成科学研究科（工学系学域）知能情報工学分野
平野　靖 ほか

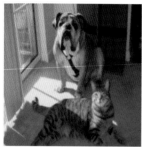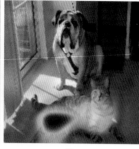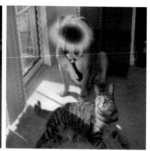

図2　Grad-CAMによる注目箇所の可視化（文献[2]から引用）　　a | b | c
　　a　入力画像
　　b　猫であると分類したときの注目箇所
　　c　犬であると分類したときの注目箇所

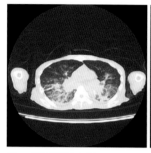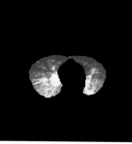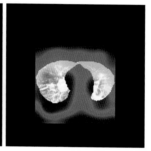

図4　死後経過時間推定においてディープラーニングが注目した箇所の例　　a | b | c
　　a　入力画像
　　b　肺野領域のセグメンテーション結果
　　c　ディープラーニングが注目した箇所

特集1 | オートプシー・イメージング 2021 | CLINICAL REPORT

P23〜26　死後摘出された心臓での冠動脈CT画像を用いたRadiomics研究（論文紹介）と北海道大学における学外から依頼された死後画像診断読影の活動報告

北海道大学大学院医学研究院 死因究明教育研究センター オートプシー・イメージング部門 特任助教
菊池穏香

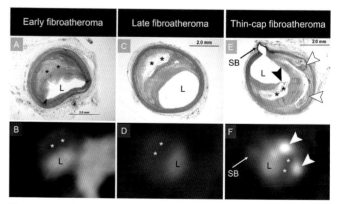

図1　早期プラーク病変
　　上（A,C,E）　組織標本
　　下（B,D,F）　組織標本に対応する断面の冠動脈CT短軸像）
　　L；冠動脈血管内腔　矢頭；血管壁内の脂肪沈着　SB；冠動脈の側枝

A | C | E
B | D | F

図2　進行性プラーク病変
　　上（A,C,E）　組織標本
　　下（B,D,F）　組織標本に対応する断面の冠動脈CT短軸像）
　　L；冠動脈血管内腔　＊；壊死性コア　黒矢頭；薄い被膜部　白矢頭；石灰化
　　SB；冠動脈の側枝

A | C | E
B | D | F

Rad Museum

北海道大学大学院医学研究院 死因究明教育研究センター オートプシー・イメージング部門 特任助教
菊池穏香

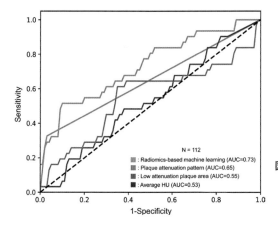

図5　ROC解析
Low attenuationとはCT値＜30HUを指す。Radiomicsをベースとした機械学習モデルはエキスパートの視覚評価（AUC＝0.73 vs 0.65; P＝0.04）、ヒストグラムに基づく冠動脈CT短軸像のlow attenuation部（AUC＝0.73 vs 0.55, P＝0.01）や平均のCT値（AUC ＝ 0.73 vs 0.53, P ＝ .004）より優れていた。

筑波メディカルセンター病院　放射線技術科 茨城Ai研究会
田代和也

A C E
B D F

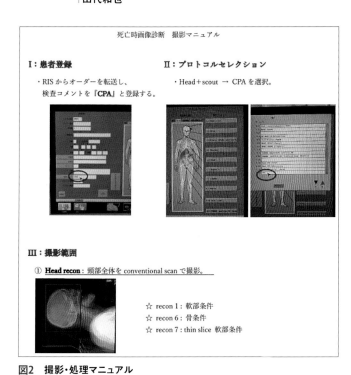

図2　撮影・処理マニュアル

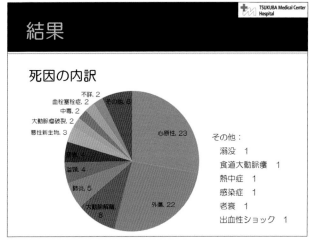

図5　放射線科医の読影結果を正解としたときの死因の内訳（2017年4月〜2018年3月）

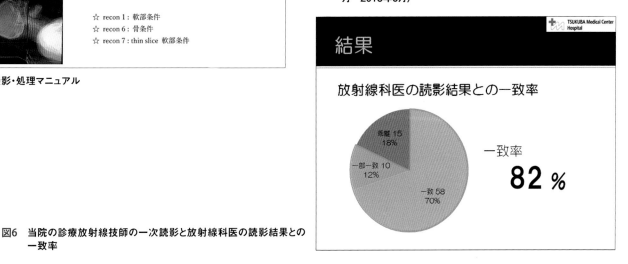

図6　当院の診療放射線技師の一次読影と放射線科医の読影結果との一致率

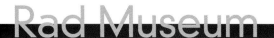

特集1｜オートプシー・イメージング 2021｜CLINICAL REPORT

P44〜48 群馬県立小児医療センターにおける死後MRIの活用

群馬県立小児医療センター技術部放射線課
佐々木　保

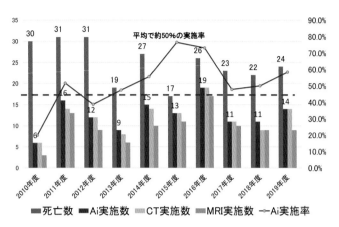

図1　Ai実施率の推移

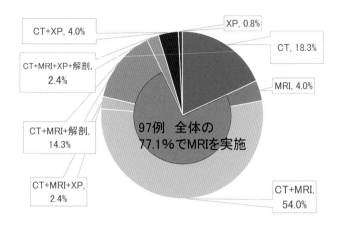

図2　当院でのAi実施モダリティ

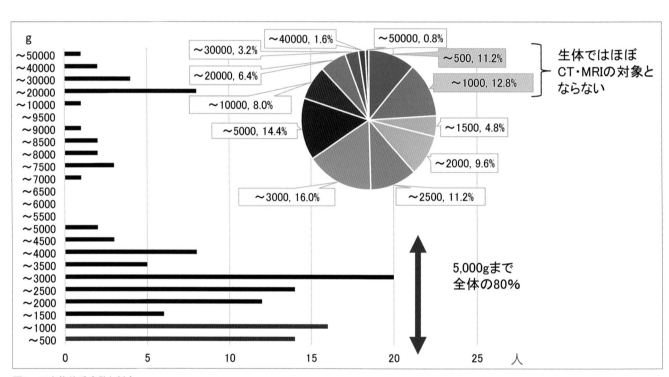

図3　Ai実施体重度数と割合

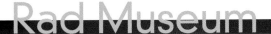
特集1｜**オートプシー・イメージング 2021**｜CLINICAL REPORT
P49〜52｜獣医療におけるAiの現状と将来
麻布大学獣医学部
山田一孝

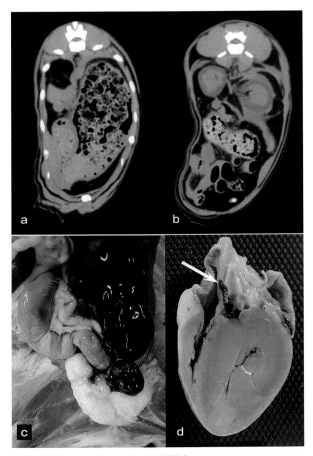

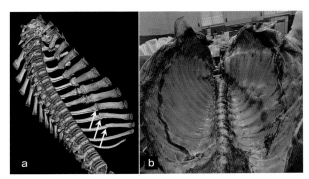

図1　雑種猫のCT像および病理解剖写真
　a　胃内に多量の食塊が確認されたことから、食後まもなく急死したと推定された。
　b　CTで左腎周囲の後腹膜腔の出血所見。
　c　病理解剖で後腹膜の血腫が確認された。
　d　大動脈血栓が認められたが（矢印）、塞栓症は確認されなかった。

図2　牛の3D-CT像および病理解剖写真
　a　第9、10、11肋骨の骨折（矢印）は、仮骨が形成されておらず、頭側の肋骨骨折とは異なる時期に受傷したと考えられた。
　b　病理解剖で肋骨骨折が確認された。

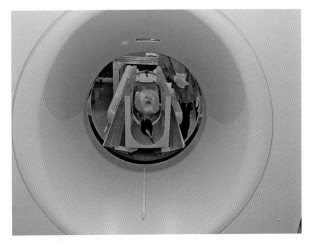

図3　キングペンギンのAi-CT検査風景
　獣医療のCT検査は、動物の不動化のため全身麻酔を施行して行う。Aiは全身麻酔を施行する必要がないので、診療でのCT検査とは段取りが異なる。

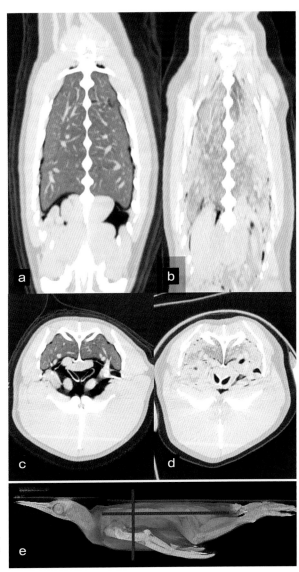

図4　キングペンギンのCT像
　　a、c　正常
　　b、d　死亡個体
　　　e　背面像と横断の断層画像部位
　肺の浸潤像（b）と気嚢の萎縮（d）から、呼吸器系の異常が示唆された。Ai-CTでペンギンに発症の多いアスペルギルス症が死因リストに挙がり、PCR検査で *Aspergillus fumigatus* の塩基配列が確認された。

特集1｜オートプシー・イメージング 2021｜CLINICAL REPORT

P57〜60　臨床Aiと法医学Aiはパラレル! イメージング?
新潟大学医学部保健学科
高橋直也 ほか

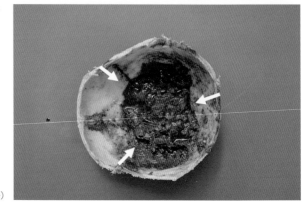

図2　頭部解剖所見
頭蓋腔内に燃焼血腫が頭頂部から後頭部にかけて認められた（⇒）

特集1｜オートプシー・イメージング 2021｜CLINICAL REPORT

P61〜64　頚椎・頚髄損傷の見逃しをなくすための試み〜死後頚椎動態撮影〜
福井大学学術研究院医学系部門医学領域法医学・人類遺伝学分野
真橋尚吾 ほか

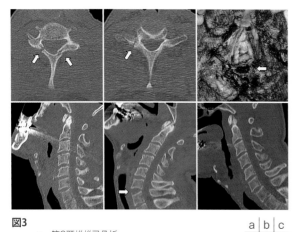

図3
a　第6頚椎椎弓骨折
b　第7頚椎椎弓骨折
c　第6/7頚椎の前縦靭帯断裂と椎間板断裂
d　中間位
e　伸展位
f　屈曲位

a	b	c
d	e	f

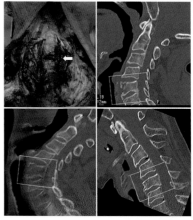

a	b
c	d

図6
a　第5頚椎椎体骨折
b　中間位
c　伸展位
d　屈曲位

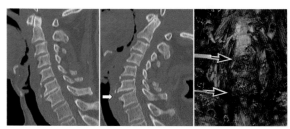

図4
a　中間位
b　伸展位
c　前縦靭帯の第4/5頚椎部分断裂と第6/7頚椎完全断裂

a	b	c

特集1｜オートプシー・イメージング 2021｜CLINICAL REPORT

P65〜68　ホルマリン固定臓器のMRI
福井県立大学看護福祉学部
法木左近 ほか

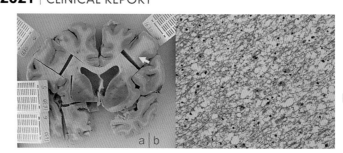

a	b

図6
a　ホルマリン固定脳割面からの切り出し（サンプリング）
b　組織像（HE染色）

特集1 | **オートプシー・イメージング 2021** | CLINICAL REPORT

P69〜72 　**死後CTにおける株式会社日立製作所の取り組み**
株式会社日立製作所ヘルスケアビジネスユニット 診断システム営業本部 画像診断営業部
北野　仁

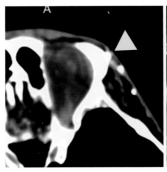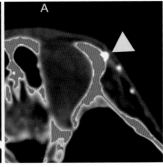

a│b

図3　Gunshot residue（GSR）におけるDual Energy解析画像
（画像ご提供:千葉大学大学院医学研究院付属法医学教育研究センター）
　　　a　CT画像
　　　b　解析画像

特集1 | **オートプシー・イメージング 2021** | CLINICAL REPORT

P73〜81 　**日本のテレビドラマに登場したAi**
筑波メディカルセンター病院 放射線技術科
山盛萌夕 ほか

図2　ウジの画像
　　　a　検案時に見られた下腿に付着するウジ
　　　b　下腿のCT 3次元画像（ウジ：矢印）

a│b

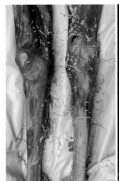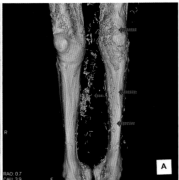

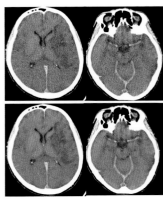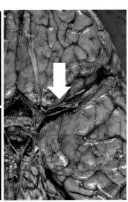

図4　脳梗塞
　　　a　1回撮影のコンベンショナルCT：ノイズが多い。
　　　b　3回撮影し加算処理をしたコンベンショナルCT：ノイズ
　　　　　は減少している。
　　　c　解剖：左中大脳動脈内に血栓を認める（矢印）。

a
──
b │ c

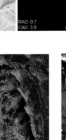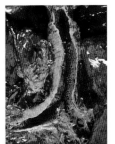

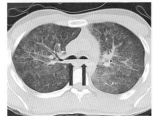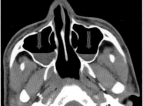

図5　溺水症例
　　　a　胸腔の解剖写真：両肺は膨隆している。
　　　b　加割した気管の解剖写真：気管内に泡沫状液体が貯留している。
　　　c　胸部死後CT：両側びまん性にスリガラス様陰影が広がり（解剖
　　　　　では肺水腫に相当）、両側主気管支内に水平面形成した液体貯
　　　　　留を認める（矢印）。
　　　d　頬部死後CT：上顎洞内に水平面形成した液体貯留を認める（矢
　　　　　印）。

a│b
───
c│d

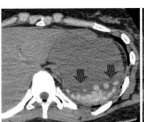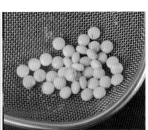

図6　胃内の薬物
　　　a　死後CT：胃内に高吸収物質を多数認める（矢印）
　　　b　解剖：胃内容物を濾して残った錠剤

a│b

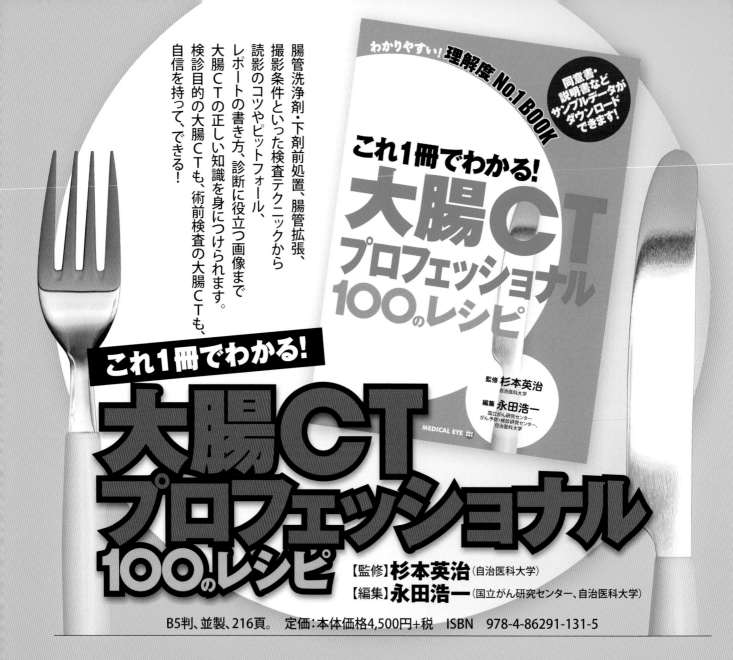

わかりやすい！理解度 No.1 BOOK

同意書・説明書など
サンプルデータが
ダウンロード
できます！

これ1冊でわかる！
大腸CT
プロフェッショナル
100のレシピ

【監修】杉本英治
自治医科大学

【編集】永田浩一
国立がん研究センター
がん予防・検診研究センター、
自治医科大学

MEDICAL EYE

腸管洗浄剤・下剤前処置、腸管拡張、
撮影条件といった検査テクニックから
読影のコツやピットフォール、
レポートの書き方、診断に役立つ画像まで
大腸CTの正しい知識を身につけられます。
検診目的の大腸CTも、術前検査の大腸CTも、
自信を持って、できる！

これ1冊でわかる！
大腸CT
プロフェッショナル
100のレシピ

【監修】杉本英治（自治医科大学）
【編集】永田浩一（国立がん研究センター、自治医科大学）

B5判、並製、216頁。　定価：本体価格4,500円+税　ISBN　978-4-86291-131-5

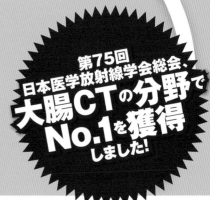

第75回
日本医学放射線学会総会、
大腸CTの分野で
No.1を獲得
しました！

お求めは全国の大型書店にて。
または下記HPからお申し込み下さい！

メディカルアイ
〒171-0022東京都豊島区南池袋3-18-43内山ビル3F　TEL 03-5956-5737　FAX 03-5951-8682
http://www.e-radfan.com/

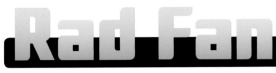

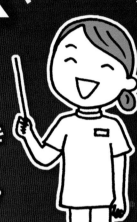

オートプシー・イメージング特集企画の背景を説明する長い序文

茨城県立医療大学　**小林智哉**

聖隷富士病院　**塩谷清司**

　2019年、2020年のそれぞれ3月号に引き続き、2021年もオートプシー・イメージング(死亡時画像診断、Autopsy imaging；Ai)特集を企画した。この企画は、Aiの現状把握と研究情報のアップデートに非常に役立つ。企画意図とそれに応えて下さった先生方の執筆動機を、編集部から指示された1,000文字という制限を大幅に超えて以下に述べる。

　2020年4月1日から死因究明等推進基本法が施行されている。この背景にある問題意識は以下である。

・高齢化の進展等に伴う死亡数の増加：2020年の年間死亡数は約140万人、2040年のそれは167万人と予想される多死社会であること。総人口は既に長期の減少過程に入っており、2048年には1億人を割ると推計されている。

・増加する在宅死、孤独死への対応、犯罪の見逃し防止、公衆衛生上の問題への対応：死者のうちの7人に1人は死因が明確でない異状死とされており、死亡数の増加に伴って異状死も増加している。全国の警察が2020年3〜12月に取り扱った変死事案で、医療機関以外で死亡し、新型コロナウイルスに感染していた人122人のうち、7割強の90人は、検案医師らが生前の症状や死後CT検査の結果などから感染を疑い、死後PCR検査をした結果、陽性が判明したという。

・災害発生時に備えた平素からの身元確認体制の整備：東日本大震災において、身元確認作業が困難を極めた。

　死因究明等推進基本法の第二章　基本的施策　第十五条(死因究明のための死体の科学調査の活用)は、「国及び地方公共団体は、死因究明のための死体の科学調査の有用性に鑑み、病理学的検査並びに薬物及び毒物に係る検査の実施体制の整備、死因究明に関係する者の間における死亡時画像診断を活用するための連携協力体制の整備その他の死因究明のための死体の科学調査の活用を図るために必要な施策を講ずるものとする」と記載されている(下線は企画者が付けた)。

　死因究明等推進基本法の第三章　死因究明等推進計画　第十九条と第四章　死因究明等推進本部　第二十条〜第二十九条は、政府が死因究明等に関する施策の推進計画を定め、厚生労働大臣を本部長とする死因究明等推進本部において同推進計画の案を作成することとしている。そして、死因究明推進本部の下に、有識者で構成する死因究明等推進計画検討会を設置し、同推進計画に関する具体的な議論を行うこととしている。これにより、2020年6月に死因究明等推進本部が設置され、同年7月以降は死因究明等推進計画検討会(専門委員は、法学、法医学の先生方が多いことは当然として、放射線科からは金沢大学の蒲田敏文教授が参加)が複数回開催されている(新型コロナウイルス感染拡大により、最近の検討会はオンライン会議)。そして、2021年4月頃、死因究明等推進本部から推進計画案が提出された後、死因究明等推進計画が閣議決定される予定となっている。

　死因究明のための死体の科学調査の活用(法第十五条)という基本的施策に対応する次期推進計画上の施策概要案(案なので今後さらに修正される可能性がある)内の、死亡時画像診断の活用の記載項目を以下のように抜粋する。

・死亡時画像診断に関する研修内容の

更なる充実を通じた、死亡時画像を読影する医師及び撮影する診療放射線技師の技術向上（厚生労働省）（企画者注：死亡時画像診断研修会は主催：日本医師会、日本診療放射線技師会、Ai学会、共催：日本医学放射線学会、日本救急医学会、後援：日本医学会、日本病理学会、日本法医学会で毎年開催されている。非常に人気のある研修会で、申し込み受け付け開始からすぐに定員になり、締め切られる。新型コロナウイルス感染拡大により、今年はウェブ実施）。

・小児死亡事例に対する死亡時画像診断の情報をモデル的に収集・分析するなどして、死亡時画像診断の有用性等を検証し、その結果に基づき死亡時画像診断に関する研修用の教材を作成及び検証結果を研修内容に反映（厚生労働省）（企画者注：このモデル事業は厚生労働省死亡時画像読影技術等向上研修事業の一環として、日本医師会を受託者として実施されている）。

・死亡時画像診断の実施に協力していただける病院との協力関係の強化・構築（警察庁、海上保安庁）。

これらに対して、検討会専門委員から指摘事項は以下である。

・死因究明用のCT等を各都道府県に一つは設置してもらう必要があるのではないか。

・画像診断医についての補償や処遇を考える必要があり、地方協議会には診療放射線技師や放射線科医に入ってもらって議論に参画してもらうことが必要。

・CTを撮影する施設を県の嘱託機関みたいな形にすればより協力が得られるのではないか。

・身元確認のための画像検査も論点に入れてもらいたい。

2020年7月　総務省行政評価局は「死因究明等の推進に関する政策評価」の一環として実施した「死因究明等の推進に関する取組に係るアンケート調査」の結果を公表した。その概要には、

'死亡時画像診断の実施事例の増加が見られる一方、異状死死因究明支援事業の活用実績は伸びていない'と記載されている。

2020年12月　日本医療安全調査機構は「医療事故調査制度開始5年の動向」を公表した。死亡時画像診断の実施状況は、1年目56件（34.8%）、2年目120件（38.1%）、3年目111件（32.6%）、4年目123件（35.0%）、5年目126件（34.0%）となっており、施行数が増加しても、その割合は35%前後となっている。

コンビニエンスストアのセブンイレブンのロゴマークは7-ELEVEnと表記され、最後のエヌは小文字になっている。その理由はよくわからないらしいが、一説には、7-11といった単なる数字の羅列では当時の米国商標登録に申請が通らなかったため、最後のエヌを小文字にして、数字ではなくデザインとして登録したという。オートプシー・イメージングのAiはアイの字が小文字となっている。当初は大文字でAIと表記していたところ、医学物理士の先生から、'AIという言葉はわれわれの分野ではArtificial Intelligence（人工知能：AI）という概念で広く使われていますので…'と指摘を受け、Aiという表記に変更した。このエピソードは、セブンイレブンのロゴマークのそれと似ている。

画像は人工知能のAIと相性が非常に良い。現在、放射線や病理の診断領域にAIが猛烈な勢いで導入されて来ている。AI導入当初、将来的に診断医はAIに置換されて不要になるのではないか？と言われていた。しかし、AI特有の弱点（人間ではあり得ないような誤診をすることがある）もわかってきたので、今後はAIを強力な武器として利用しながら、最終的には人間が判断するという流れに変化してきている。今回特集を読んで下されば、死亡時画像診断Aiにも人工知能AIが既に積極的に利用されている現状がわかる。

1665年初頭からロンドンでペスト（14世紀にはヨーロッパの人口の3分の1が死亡）の大流行（パンデミック）が起こった。1665年6月から18ヵ月間、ケンブリッジ大学が閉鎖されたため（ロックダウン）、ニュートンはペスト禍から故郷のウールスソープへ避難した（ステイホーム）。その実家での自粛期間中に、微分積分学、万有引力、光学理論などの新発見をしたと言われている（それまでは雑務で自分の研究時間が取れなかったが、ペスト禍で思考時間が生まれ、創造的休暇となった）。今回の特集は研究情報が盛りだくさんである。現在のコロナ禍で多くの事が自粛の対象となっている状況下で、Aiに関する研究は以前よりも多く行われ、論文として発表されていることに驚く。各先生方が帰郷されているわけではないだろうが、ステイホームで思索時間が増え、おうち時間を研究のために有効活用されているのではないかと想像する。

<文献>
1) 電子政府の総合窓口(e-Gov)法令検索: 死因究明等推進基本法
https://elaws.e-gov.go.jp/document?law_unique_id=501AC1000000033_20200401_000000000000000
2) 内閣府: 将来推計人口で見る50年後の日本
https://www8.cao.go.jp/kourei/whitepaper/w-2012/zenbun/s1_1_1_02.html
3) 日本経済新聞(2021年1月6日): 自宅などで死亡の変死事案、122人がコロナ陽性　警察庁
https://www.nikkei.com/article/DGXZQODG061OU0W1A100C2000000/
4) 厚生労働省: 死因究明等推進本部
https://www.mhlw.go.jp/stf/seisakunitsuite/bunya/kenkou_iryou/iryou_shiinkyuumei_honbu.html
5) 日本医師会(2021年2月3日): 令和2年度死亡時画像診断(Ai)研修会ご案内(E-learning形式)
https://www.med.or.jp/doctor/anzen_siin/ai/005160.html
6) 日本医師会: 小児死亡事例に対する死亡時画像診断モデル事業について
https://www.med.or.jp/doctor/sonota/sonota_etc/003292.html
7) 総務省行政評価局: 死因究明等の推進に関する取組に係るアンケート調査の結果
https://www.soumu.go.jp/main_sosiki/hyouka/hyoka02_020729.html
8) 日本医療安全調査機構: 医療事故調査制度開始5年の動向
https://www.medsafe.or.jp/uploads/uploads/files/5houkoku.pdf
9) 塩谷清司: Ai時代に備える放射線科. 日本放射線科専門医会・医会誌224, 12-21, 2018

CLINICAL REPORT

●Ai画像を資料とした、機械学習による骨の性別判定・年齢推定法の開発

警察庁科学警察研究所法科学第一部生物第二研究室 | 今泉和彦

● はじめに

警察では、白骨死体を含む遺体の身元確認を、当所をはじめ、全国47都道府県警察の科学捜査研究所において行っている。近年は、家族のDNA型との照合による身元確認が一般的となっているが、特に遺体が高齢である場合には対照する家族の資料が手に入らないことが多く、また、身元確認を行う前段階の身元捜査の段階では、性別や年齢に関する情報が求められることから、遺体の性別判定・年齢推定は、今もって重要な検査である。

通常、この性別判定・年齢推定は、捜査官や鑑識職員が外観を観察することで行われているが、遺体の状態は、死後間もないものから、腐敗・白骨化が進んだもの、さらには完全白骨化に至るものまで様々で、腐敗・白骨化が著しいと、年齢の推定はもとより性別の判定さえ困難となる。一方で、ヒトの骨の形状には明瞭な性差があること、加齢により形状が変化することが知られており、遺体の骨格に着眼することで外観観察よりも正確な性別判定・年齢推定ができると考えられる。

近年、死因究明のためのAi（Autopsy imaging、死亡時画像診断）が普及し、死後CT画像（本稿では、これをAi画像とい

う）が多くの遺体から得られるようになっている。Ai画像は1mm厚以下のスライスとして撮影されることが多く、詳細な骨格形状が得られることから、当研究室は2014年より筑波メディカルセンター及び筑波剖検センターと連携し、Ai画像を研究資料とした、骨からの性別判定・年齢推定法等の開発を進めている。開始当初は、骨の形状変化を肉眼的にスコア付けすることで年齢推定を試みた[1]が、検査の再現性や客観性が不十分であったことから、みずほ情報総研株式会社と連携し、機械学習を導入することとした。併行して頭蓋骨の形状からの性別判定にも機械学習の導入を試み、いずれにおいても良好な成績が得られている。本稿では、これら検討で用いた、機械学習を含む各種解析手法を簡単に説明しながら、現時点での成果を示す。

● 機械学習でできること、「分類」と「回帰」

機械学習の目的は「分類」と「回帰」に大別される。今回の検討では、性別判定が「分類」、年齢推定が「回帰」にそれぞれ相当し、骨の形状から、前者では2つのグループ（男性か女性か）のいずれに属するのか、後者では連続値である年齢のどのあたりに位置するのか、がわかるようになる。「分類」か「回帰」かにより

用いる学習法も異なってくる。今回は、性別判定に、RBFカーネルを適用したサポートベクトルマシン（SVM）を、年齢推定に、同じくRBFカーネルを適用したサポートベクトル回帰（SVR）を導入した（これら手法については後述する）。

● 機械学習に供するまでの前処理

本研究の肝は機械学習にあるものの、Ai画像から得た骨の形状をそのままコンピュータに入れても何ら作業は始まらず、解析に適したデータに揃える作業が必須である。この前処理は良好な学習結果を得るために極めて重要で、多くの画像解析、統計処理技術が投入される。以下、この前処理をプロセスに従って紹介していく。

年齢推定においては、過去の検討[2]をふまえ、腰椎椎体、腸骨縁、坐骨結節、大腿骨後面のボリュームレンダリング像に着眼することとした。Ai画像から骨格の3次元形状を抽出して姿勢を調整し（**図1**）、あらかじめ定義したランドマークを観察像上におきながら必要な部分を切り出す（**図2 a**）。この時点では、個体間でランドマークの相対的位置関係や画像の解像度が異なるが、ドロネー法により、ランドマークを頂点とする三角形に分割し（**図2 b** に、分割三角形を全資料の平均

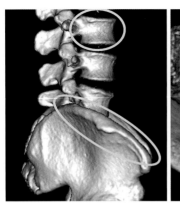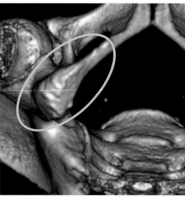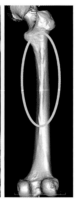

図1　Ai画像から抽出した骨格
姿勢調整ののち、腰椎椎体、腸骨縁、坐骨結節、大腿骨後面（楕円で囲んだ部分）に着目

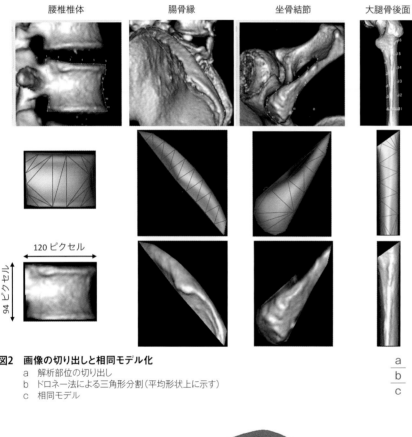

腰椎椎体　　　　　腸骨縁　　　　　坐骨結節　　　　大腿骨後面

120ピクセル

94ピクセル

a
b
c

図2　画像の切り出しと相同モデル化
a　解析部位の切り出し
b　ドロネー法による三角形分割（平均形状上に示す）
c　相同モデル

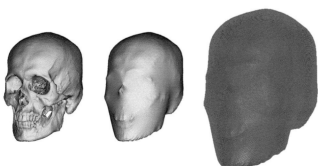

a│b│c

図3　頭蓋骨の相同モデル化
a　頭蓋骨3次元形状
b　形状を単純化
c　相同モデル

形状上に示す）、一定の解像度下でこれらを変形することで同一の解像度・外形の画像中に各個体に固有の形状を収める（**図2c**）。これを相同モデル化といい、ここで初めて全個体で画像が同質化（正規化）され、画像間で各種の解析ができるようになる。一方、性別判定における相同モデル化は以下のように行った。Ai画像から頭蓋骨の3次元形状を抽出し、下顎骨を正位に修正したのち、姿勢を調整する。頭蓋骨には眼窩、梨状口等があり、そのままでは形状が複雑すぎるため、仮想ゴム膜を貼り付けて245,760点からなるメッシュに変換する（**図3**）[3]。この時、各点がもつ解剖学的意味（頭の頂点、顎の最先端の点、眉間の中央の点等）は全個体で相同である。このようにして、年齢推定では2次元、性別判定では3次元の相同モデルを準備した。

相同モデル化により、2次元モデルでは、決められた数のピクセルの輝度値（0〜255）、3次元モデルでは、計245,760頂点の座標値（x、y、z）を解析に供することができるようにはなったが、データ量が膨大であるため取り扱いが大変である。そこで、次元削減によりデータを圧縮する。この次元削減は主成分分析（principal component analysis、PCA）により行われることが多い。**図4**は、男性腰椎の相同モデルについてPCAを行って得られた上位10個の主成分（第1〜第10主成分）である。相同モデルの全てが、これら10個を含む全ての主成分（PCAに供した資料数分の主成分が生成される、この場合は496個であった）を要素として含み、±両方向に展開する固有の主成分得点により各主成分を含む度合いが示される。これにより、計11,280（120×94）個のピクセルの輝度値の集まり（**図2c左端**）として表現されていた腰椎の各相同モデルは、496個の主成分得点で表現できるようになった。言い換えれば、表現に11,280個の変数が必要であったものが、496個の変数で済むようになった、ということである。ここで、次元削減によりデータの質は劣化せず、双方は同等の表現力をもつ（主成分と主成分得点により、元の画像を完全に復元できる）ことに留意したい。性別判定に供する3次元モデルについても同様にPCAによる次元

削減を行った。本検討では男女それぞれ50名（計100名）の頭蓋骨を資料としたので、計100個の主成分が得られる。こちらでは、形状を表現するのに737,280（245,760×3）個の変数が必要だったものが、100個の変数で済むようになった。なお、性別判定においては、PCAに加えて、PLS（partial least square regression、部分的最小二乗回帰）によっても次元削減を行った[4]。PLSでは、知りたい項目（この場合は性別。後述の「目的変数」）を考慮した主成分が生成されるため、各主成分には性差が含まれ、性別の「分類」に適したものとなる。3次元モデルの主成分は各頂点の位置変化に関するものであるので、先の2次元モデルのように1枚の絵で表現するのは難しい。そこで、主成分得点を±3SD（SDは標準偏差）に振ったモデルにより、主成分による位置変化を強調できる。**図5**にPLSの第1主成分を示すが、−3SD側に男性、＋3SD側に女性の特徴が良く含まれている。

● 機械学習

　これまでの前処理により（ようやく）機械学習に供するデータが用意された。年齢推定では、各画像における年齢と主成分得点群がセットとなったもの、性別判定では、各形状における性別（男性：0、女性：1のように表現できる）と主成分得点群のセットである。一般的に、それぞれの前者の年齢と性別を「目的変数」、それぞれの後者の主成分得点群を「説明変数」と呼び、機械学習により、説明変数から目的変数を導き出せるようになる。
　機械学習は、「目的変数」と「説明変数」との関係を、学習モデル（関係式）として示そうとするが、その過程で交差検定が重要な役割を担う。交差検定では手持ちデータの全てを学習に使うのではなく、一部を学習用に、残りを学習結果の評価用に充てる。これにより各種学習パラメータがバランスよく定められ、学習用データだけではなく評価用データにも良く当てはまった、汎化性能が高い学習モデルが作られる。また、最終的に得られた学習モデルの性能評価も交差検定によって行われ、評価用データから得た結

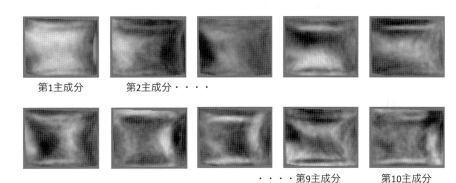

第1主成分　　第2主成分・・・・

・・・・第9主成分　　　第10主成分

図4　主成分分析（PCA）による主成分
男性腰椎椎体、第1～第10主成分

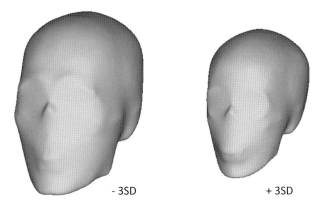

- 3SD　　　　　　　　　+ 3SD

図5　部分的最小二乗回帰（PLS）による主成分
頭蓋骨3次元相同モデルの第1主成分。±3倍の標準偏差（SD）におけるモデル

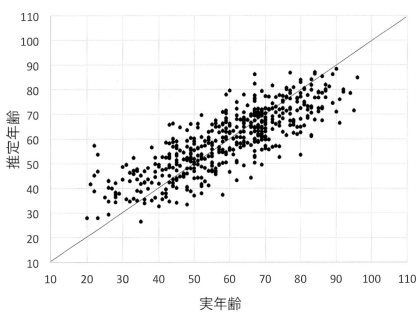

推定年齢 / 実年齢

図6　男性腰椎椎体の年齢推定精度
直線は Y ＝ x

果の正解率や誤差等により、分類能力や推定精度が示される。

今回は機械学習法として、年齢推定にSVR（RBFカーネル）を、性別判定にSVM（RBFカーネル）を導入した。この2つの手法は互いに関連し、SVRは、「分類」で用いられる識別器SVMを「回帰」に応用したものである。

平面上にプロットされた、グループAに由来する点群とグループBに由来する点群とが（近接して）おおむね明瞭に分かれている状況を想定する。この時、2つのグループを分ける境界線を引こうとすると、グループが近接した部分の点や各グループの外れ値の扱いをどうするか等により、なかなか境界線が定まらない。そこでSVMは、定めようとする境界線を中心に幅（マージン）をもった帯状の領域を想定し、この帯の外側近傍に位置する点（サポートベクトル）に着目しながら、マージンを最も広くできるような境界線を探す。このようにして、各グループの全体的な分布状況を反映した境界線が定められる。ただし、2つを「厳格」に分け

る境界線を要求すると、グループが近接する部分に誤分類されるデータが生じて境界が定まらないことがあり、また、マージンの内側にデータの存在を認めないと、全体の分布を反映しない窮屈で汎化性の低い境界線となる可能性が高い。そこで、誤分類とマージン内への点の存在をある程度許容しつつも、高い分類能力をもたらすようなマージン（ソフトマージン）を、試行の中で設定していくことになる。このプロセスにより、過学習を避けた汎化性能の高い学習モデルが作られる。

以上、SVMを、平面に分布する点群に直線の境界線を引くイメージで示したが、実際はデータの関係性がより複雑である場合が多く、非線形の境界（複雑な曲線のイメージ）が必要となる。今回用いたRBFカーネルは、複雑な分布に対応できる非線形の関数である。性別判定に用いたSVM（RBFカーネル）は、サポートベクトルに着目しつつ、このRBFカーネルで表現される境界を定めていく。また、年齢推定に用いたSVR（RBFカーネル）では、同様の考え方で点群内に回帰曲線を定め

ていく。

● 検討結果

図6は、男性腰椎椎体について機械学習を行い、実際の年齢（横軸）と、得られた学習モデルにより推定される年齢（縦軸）とをプロットしたものである。実年齢と大きく離れた推定結果も散見されるが、全体にY＝xの直線に沿って分布し、良好な推定精度が示された。特に、60歳代以上の高齢群においても良い結果が得られていることに着目したい。現在、骨からの年齢推定は、頭蓋骨の縫合の閉塞状態、歯の咬耗度、歯髄腔の狭窄程度、上腕骨近位端の骨梁構築の変化、恥骨結合面の形状変化等を観察することで行われているが、これら検査法が開発された当時（50年以上前のものもある）は現在に比べて寿命が短かったこともあり、60歳を超える骨標本について十分な検討は行われていなかった。また、当時以降にあっても、研究に供することのできる骨標本の入手はさらに困難となっており、高齢群を一括りに「60歳以上」とした当時のままの年齢推定を行わざるを得ない現状にある。一方で、近年は高齢化と社会の変化により、高齢独居者の変死事案が増えており、60歳代以上の遺体に対してより具体的な年齢推定が求められる。Ai画像はその性質上、高齢群を多く含むため、高齢群にも適用できる年齢推定法の開発という点で適している。

表1は、実年齢と推定年齢との差の絶対値（絶対誤差）の平均を、男女、全検討部位について示したものである。検討した計4部位のいずれにおいても±10歳以下、良いもので±7歳以下の推定精度が得られた。これら精度はそれほど高くないようにみえるが、現状の年齢推定における推定幅には十分に収まっており、今後学習に供する資料をさらに増やすことで精度が向上するものと期待している。

図7は、頭蓋骨からの性別判定の結果である。学習に供する主成分数を主成分の順位に従って増やした場合の正解率が示されている。PCAによる主成分を用いた場合には、主成分（説明変数）を20個まで増やしても正解率は90％に達しなかった

表1　全検討部位の年齢推定精度
実年齢と推定年齢との差の絶対値の平均値（平均絶対誤差）により推定精度を示す。

解析部位	性別	資料数	平均絶対誤差
腰椎椎体	男性	496	7.4
	女性	166	7.7
腸骨縁	男性	548	8.5
	女性	166	7
坐骨結節	男性	565	8.3
	女性	170	7.6
大腿骨後面	男性	617	8.5
	女性	190	9

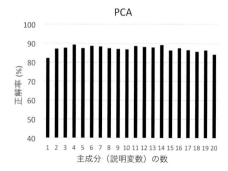

図7　頭蓋骨からの性別判定の精度
PLSによる主成分を用いることで、より高い正解率が得られた。

が、PLSによる主成分を用いると、主成分(説明変数)を11個とした時点で100%の正解率が得られた。この結果は、データの「前処理」の手法を適切に選別することの重要性を示している。今回の検討により、頭蓋骨の性別判定に機械学習が活用できることが明らかとなったので、一連の解析技術を他の種類の骨にも適用し、性別判定の可否を検討していきたい。

● おわりに

骨からの性別判定・年齢推定には、従来から各種手法が提唱されてきたが、そのほとんどは検査者の経験に依存し、各種形質を正しく観察・評価できるかどうかが判別・推定精度のカギとなっている。ここで経験について考えると、私は今回の検討を通じて800体程度の資料を観察し、対象とした各種形質から一定精度の

年齢推定ができるようにはなった(と思う)。しかし、この経験を全国の科学捜査研究所研究員や鑑識職員等に求めるのはまったく現実的でない。では、この経験をスコア付け法等の検査法としてまとめればよいかというと、自身の経験を的確に反映する検査項目をピックアップしてスコア化し、経験の浅い検査者によっても高精度の結果が得られるものとするのは極めて困難である。

それでも骨は性別判定・年齢推定に関するたくさんの情報を持っている。それならば、この経験の部分を機械学習に託してみたらどうか、というのが本研究を行った理由である。今回は想定以上の良好な成果が得られた。ただし、その過程では、目的変数との相性が良い(はまりが良い)説明変数を準備するための「前処理」の重要性を知ることとなり、機械学習が従前の手法に今すぐにでもとってかわるようなものではないことを強く認

識している。

我々にとって何よりも幸いなのは、近年のAiの普及により、多数の性別・年齢既知の骨格を扱えるようになったことである。また、Ai画像は入手する時点で既に電子データであるためコンピュータによる各種解析にそもそも相性が良い。当研究室では、引き続き様々な技術を前処理や機械学習に導入し、身元確認の一助となる検査法を提案してまいりたい。

<文献>
1) 今泉和彦: 白骨鑑定におけるAi画像の有用性. INNERVISION 33 (12): 24-27, 2018
2) 今泉和彦: 遺体の個人識別へのAi画像とAI(人工知能)の活用. RadFan 18(3): 61-64, 2020
3) Imaizumi K et al: Development of three-dimensional facial approximation system using head CT scans of Japanese living individuals. Journal of Forensic Radiology and Imaging 17: 36-45, 2019
4) Imaizumi K et al: Development of a sex estimation method for skulls using machine learning on three-dimensional shapes of skulls and skull parts. Forensic Imaging 22: 200393, 2020

NEWS!!

アドバンスト・メディア
AmiVoice IC-Support発売!
～コロナ禍でのオンライン診療にも対応～

株式会社アドバンスト・メディアは2021年1月28日にオンライン記者会見を行い、医療従事者と患者の会話から自動的に書類を作成する「AmiVoice IC-Support」をリリースすることを発表した。

「AmiVoice IC-Support」とはAI音声認識技術を発展させたもので、医療サービスの記録業務に非常に役に立つ。コロナ禍となってから1年が経過した現在、医療従事者と患者の関わり方は様々な様式に発展している。従来の対面方式に加えて、電話・オンラインなどの方式が現場では採用されている。そこでこの「AmiVoice IC-Support」の活躍が期待される。

坂口毅雄氏(同社執行役員 事業本部副本部長兼医療事業部長)は「医師にとって書類作成時間の負担が大きく残業時間が長いことや、患者の顔を見ずPCのみを

見る医師などの課題がこれまでに挙げられていたが、コロナ禍となり診療スタイルが電話・オンラインと多様化したことや、保健所の電話対応が増加したことによって記録・記入漏れが発生するなどの課題が新たに挙げられている。これらの課題解決の鍵を握るのが「AmiVoice IC-Support」である。主な利用場面としては、保健所の電話相談、対面・電話・オンラインでの診療、診察・服薬指導・医療相談など医療現場での会話となる。診療や会話を自動で記録してカルテ記録や服薬指導記録書類、相談内容記録の書類を作成することができる。自動で記録するだけではなく会話から医師や保健師などの医療従事者と患者を自動で分離録音し、結果を蓄積する。電話や対面といった多様な診療スタイルに合わせて録音・認識方式の選択も可能で、

医療用語・会話に特化した音声認識辞書が搭載されている。さらにPC内で音声処理が可能であり、ネットワークが不要であるために情報漏洩の心配がない。また、近年増加しているオンライン診療にも対応しているため、今後ますますの活躍が期待できる。自動的に書類を作成することにより、医療受持者の働き方改革を支援することが可能になる。」と述べた。

なお「AmiVoice IC-Support」は2021年1月28日にリリース、月額利用料金プランは1ヵ月3,500円、買い取りプランは200,000円(年間保守として別途20,000円)である。また、現在「AmiVoice IC-Support」の実証実験にご参加できる施設(病院、診療所、調剤薬局、保健所)を2021年3月19日まで募集している。

CLINICAL REPORT

ディープラーニングを用いたAi-CTに対する死後経過時間推定に有効な画像特徴の発見

1)山口大学大学院 創成科学研究科（工学系学域）知能情報工学分野
2)山口大学大学院 創成科学研究科 電気電子情報系専攻
3)大阪大学大学院 医学系研究科 医学専攻
4)福井大学医学部 医学科

平野　靖[1]、松本　惇[2]、木戸尚治[3]、稲井邦博[4]

　本稿では、Ai-CTから死後経過時間を推定する方法と、死後経過時間の推定に有効な画像特徴の発見を行う方法の紹介を行う。これらの方法は、いずれもディープラーニングをベースとしている。実際にAi-CTに対して死後経過時間の推定と有効な画像特徴を可視化した結果を示す。

　We proposed a method for estimating postmortem time from Ai-CT, and a method for discovering image features which are effective for the estimation. The experimental results of estimation of postmortem time and visualization of the image feature are shown by using actual Ai-CT.

はじめに

　近年、Computer-Aided Diagnosis（CAD）システムの分野でもディープラーニングによって、高精度なクラス分類やセグメンテーション、画像生成などが可能になってきており、従来のように、CADシステムの開発者が自分の経験を基に手作業で特徴抽出のための手法を開発する必要性が低下してきている。一方で、ディープラーニングは大量の学習データが必要であることや、判断の過程が明示的ではないことなどの問題が指摘されている。これらの問題を解決するために、後者について、説明可能なAI（Explainable AI, XAI）の開発が活発化している。なお、この場合のAIはArtificial Intelligence（人工知能）の略である。本稿では、Convolutional Autoencoder（CAE）[1]とGradient-weighted Class Activation Mapping（Grad-CAM）[2]という2種類のディープラーニングを用いて、死亡時画像診断（Autopsy imaging, Ai）のために、死後CT画像（Ai-CT）を用いた死後経過時間推定と死後経過時間推定に有効な画像特徴の発見をコンピュータで支援する手法を紹介する。本稿では、肺野領域内の血液就下に対しての初期検討を行った。**図1**にミニブタの死後CT画像における死後経過時間の増加にともなう血液就下の例を示す。死後経過時間が増加するにしたがって肺野領域の背側でのCT値の上昇の程度が大きくなることが分かる。

Convolutional Autoencoder（CAE）

　多くのディープラーニングでは、入力には画像や検査データなどの計測機器などで得られたデータを、出力には理想的な分類結果やセグメンテーション結果な

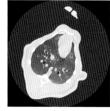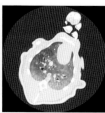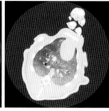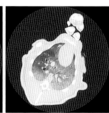

死亡直後　　　　8時間後　　　　16時間後　　　　24時間後

図1　死後経過時間と血液就下の関係

どを教師データとして与えてネットワークを学習させることによって、学習に使用していないデータを入力したときに妥当な出力（分類結果、セグメンテーション結果、単一の数値など）が得られるようにする。CAEでは入力と出力に同じデータを与える。したがって、なるべく、入力と同じデータが出力されるようにネットワークを学習させる。また、CAEでは最終的に出力されるデータではなく、EncoderとDecoderの間に位置する中間層での出力を用いる。これによって入力データから本質的な情報のみを取り出そうとする。この情報は数値で得られる。本稿では、これらの数値を"特徴量"と呼ぶことにする。

Gradient-weighted Class Activation Mapping (Grad-CAM)

Grad-CAMはXAIの手法の一つであり、ディープラーニングがどの部分に注目してクラス分類を行ったかを可視化するために開発された手法である。図2 aの画像が入力されたとき、入力画像に映っているものが「猫である」とConvolutional Neural Network（CNN）が判断した際には縞模様がある部分を判断根拠にしており（図2 b）、「犬である」と判断した際には顔を判断根拠にしている（図2 c）ことが示

されている。図2 bおよびcではヒートマップの色が青から赤になるにしたがって注目の度合いが高くなることを表している。

使用したデータ

ディープラーニングなどの機械学習では、学習データ（入力データと教師データ）を用いてシステムのパラメータを自動決定し、その後、学習に使用していないデータ（テストデータ）を用いてシステムの精度評価を行う。とくにディープラーニングでは大量の学習データが必要となるが、同じ撮影条件で撮影され、さらに正確な死後経過時間が既知であるAi-CTを大量に得ることを難しい。そこで、本稿で紹介する方法では、4匹のミニブタを死後24時間にわたって1時間ごとに撮影したCT画像を学習データとして用いた。テストデータとしては、人間の遺体のAi-CT像を23例用いた。いずれのデータも胸部のみを切り出して用い、さらに肺野領域外のCT値を−1,000［H.U］とすることで処理対象を肺野領域内に限定した。図3に学習データとして使用したミニブタの死後CT画像の例を示す。なお、ミニブタおよび人間のCT画像は福井大学で撮影された。

死後時間推定

本稿で紹介する方法[3]では、まず、Ai-CTからCAEで複数の特徴量を得る。次にこれらの特徴量を入力とするMulti-layer perceptron（MLP. ディープラーニングの一種）で回帰分析を行い、死後経過時間を推定する。詳細は省くが、この手法で使用したCAEのEncoder部分およびDecoder部分は、それぞれ畳み込み層を3つ（2つおよび1つの畳み込み層を並列に接続）含むResidual Unitが7つ直列に接続されている。回帰分析に使用する特徴量はEncoder部分の出力であり、1,024個の数値が得られる。これらの特徴量を3層からなるMLPに入力し、死後経過時間を推定した。なお、CAEはミニブタの死後CT画像で学習させ、その後にCAEのEncoder部分とMLPを結合し、ミニブタの死後CT

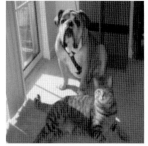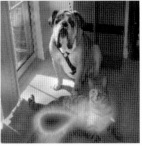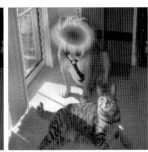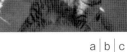

図2 Grad-CAMによる注目箇所の可視化（文献[2]から引用）
a 入力画像
b 猫であると分類したときの注目箇所
c 犬であると分類したときの注目箇所
a | b | c
➡巻頭カラー参照

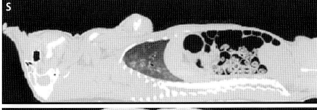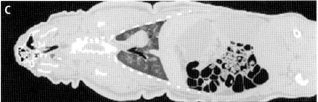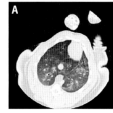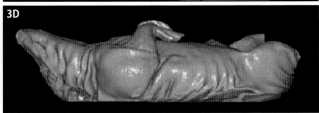

図3 学習データとして使用したミニブタの死後CT画像の例

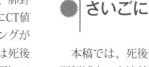

画像とそれに対応する死後経過時間を用いてMLPのみを学習させた。人間のAi-CTで性能評価を行ったところ、絶対平均誤差は4.0時間となった。

死後時間推定に有効な画像特徴の発見

本来、Grad-CAMはクラス分類用CNNが入力画像から抽出した特徴量を逆算することによって、入力画像のどの部分がクラス分類に強く関与したかを可視化する手法である、本稿では、CAEが回帰分析用に抽出した特徴量を逆算し、注目の程度をAi-CTにマッピングした。これにより、死後経過時間推定を行う回帰分析においてどの特徴量が有効であり、その特徴量がAi-CTのどこに存在しているかを可視化することができる。**図4**に結果の例を示す。**図4 a**および**b**は入力画像および入力画像から文献[4]の方法で肺野領域をセグメンテーションした結果である。**図4 b**の画像を入力として死後経過時間を推定し、さらにGrad-CAMによって注目箇所を可視化した結果が**図4 c**である。今回用いたAi-CTは胸部のみを切り出して使用しており、死後経過時間の推定に

は肺野領域内の血液就下の程度が有用であると推測できる。**図4 c**を見ると、肺野領域の中でもとくにすりガラス状にCT値が上昇した箇所をディープラーニングが注目していることが分かる。今回は死後経過時間推定に有効であることが既知である血液就下という現象の可視化を行ったが、未知の画像特徴を可視化によって発見することができれば、新たな知見が得られることが期待できる。

まとめ

ディープラーニングを用いてAi-CTから死後経過時間を推定する方法と、その際に有効な画像特徴を可視化する方法を紹介した。現在は実際の死後経過時間と推定された死後経過時間の間の平均絶対誤差は4時間程度であり、CAEの構造の改良などによって推定精度を向上させる必要がある。死後経過時間の推定に有効な画像特徴の可視化は、CAEとGrad-CAMを用いて行った。その結果、血液就下の程度が推定に有効であることを示唆する可視化結果が得られ、将来的に未知の画像特徴を発見できる可能性が示された。

さいごに

本稿では、死後変化が分かりやすい肺野領域内の血液就下が死後経過時間推定に有効であろうと予測して行った実験の結果を紹介した。今後、死後経過時間推定の精度を高めるとともに、他の臓器における注目箇所の可視化を行い、これまでに知られていない画像特徴の発見を行いたい。

謝辞

本研究は日本学術振興会科研費補助金（26108009および20H03908）の支援を受けた。

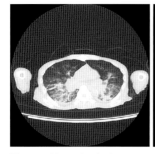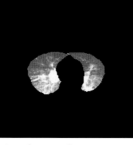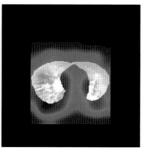

図4　死後経過時間推定においてディープラーニングが注目した箇所の例
　　a　入力画像
　　b　肺野領域のセグメンテーション結果
　　c　ディープラーニングが注目した箇所

a｜b｜c

➡巻頭カラー参照

<文献>
1) Jonathan Masci, Ueli Meier, Dan Cireşan, Jürgen Schmidhuber:"Stacked Convolutional Auto-Encoders for Hierarchical Feature Extraction", ICANN 2011, Part I, LNCS 6791, pp.52-59, 2011
2) Ramprasaath R. Selvaraju, Michael Cogswell, Abhishek Das, Ramakrishna Vedantam, Devi Parikh and Dhruv Batra: "Grad-CAM: Visual Explanations from Deep Networks via Gradient-Based Localization", Vol.128, No.2, International Journal of Computer Vision, pp. 336–359, 2019
3) 松本　惇, 平野　靖, 稲井邦博, 法木左近:"Deep Learningを用いたAi-CTに対する死後経過時間推定に有効な画像特徴の発見", 電子情報通信学会医用画像研究会技術報告(信学技報) MI2020-44, pp.54-59, 2020
4) Keita Nakagomi, et al:"Multi-shape Graph Cuts with Neighbor Prior Constraints and Its Application to Lung Segmentation from a Chest CT Volume", Medical Image Analysis 17, pp.62-77, 2013

CLINICAL REPORT

●死後摘出された心臓での冠動脈CT画像データを用いたRadiomics研究（論文紹介）と北海道大学における学外から依頼された死後画像診断読影の活動報告

北海道大学大学院 医学研究院 死因究明教育研究センター オートプシー・イメージング部門 特任助教｜菊池穏香

● 論文紹介（はじめに）

2019年のRadiologyに掲載されたMárton Kolossváry氏らによる「Radiomics versus Visual and Histogram-based Assessment to Identify Atheromatous Lesions at Coronary CT Angiography：An ex Vivo Study」の論文紹介をしたい。筆者は2017～2018年にかけて米国のマサチューセッツ総合病院放射線科へ留学した。その際に共同研究者の1人として携わった研究である。冠動脈CT画像データは2009年2月から2010年7月に撮像されたものを使用しており、同画像データを使用した論文は既にいくつか報告されている[1~6]。今回の研究は同画像データを用い、Radiomicsをベースとした機械学習は、従来の視覚的あるいはヒストグラムに基づいた冠動脈プラーク評価と比較し、将来の心血管イベントリスクが高いとされる進行性プラークの識別能を向上させることができるか、を目的としている。以下、論文を詳しくみていく。

● 背景

アメリカの心臓協会の分類によると冠動脈プラークは6つの組織学形態（①早期プラーク病変（3つ）：内膜肥厚（adaptive intimal thickening）、病理学的内膜肥厚（pathological intimal thickening）、線維性プラーク（fibrous plaque）。②進行性プラーク病変（3つ）：線維性プラーク（early fibroatheroma）、後期線維性プラーク（late fibroatheroma）、薄い線維性被膜を有するプラーク（the thin cap fibroatheroma）に分類される（**図1、2**）。これらのうち、進行性プラーク病変は将来の心血管イベントリスクが高いとされる。

非侵襲的診断ツールである冠動脈CTは、狭窄率の評価に加え、プラークの形態評価も可能である。

冠動脈CTを用いて視覚的あるいはヒストグラムに基づいたプラークの形態評価が進行性プラーク同定に有用であることは知られており、近年は定量的に評価する論文もみられるが、CT画像はより多くの情報を含んでいる。Radiomicsでの画像解析を行うことで、多くの情報（病

変の不均一性や空間複雑性など）を抽出でき、それらの定量的特徴を機械学習に用いることが可能である。

本研究では、radiomicsをベースとした機械学習は、将来の心血管イベントリスクが高いとされる進行性プラークの識別能を、従来の視覚的あるいはヒストグラムに基づいた評価よりも向上させることができるかという仮説を検証する。

● 方法

研究コホート：40～70歳までの心筋梗塞あるいは冠動脈疾患が証明されている男性より摘出された7つの心臓を使用した（年齢52.3±5.3（標準偏差））。温虚血は6時間、冷虚血は15時間を上限とした。

冠動脈CT撮像：ホルマリン固定前にGE社製64列MDCTにて撮像された（120V、500mAs、逐次近似（ASIR）使用）。メチルセルロースに3％の370mgI/mL高濃度造影剤製剤を混和させたものを使用し造影を行った。冠動脈CT撮像後、冠動脈は周囲脂肪織と共に心臓より分離され、側枝は結紮された。冠動脈CT撮像から組織標本作成までの時間は死後の組織変化

の影響を避けるため4時間以内とした。

組織学的分類：20年以上にわたる冠動脈評価の経験のある病理機関が行った。冠動脈プラーク分類はアメリカ心臓協会の6つの分類に準拠して行われた。

冠動脈CTの視覚的評価：ウィンドウ幅700HU、ウィンドウレベル200HUに固定し、組織学的情報なしに従来のプラーク評価方法（非石灰化・混合型・石灰化プラーク）と冠動脈プラークのCT値などに基づく評価方法（均一性・非均一性・ナ

プキンリングサイン。詳細は参考文献[6]を参照）で分類された。

ヒストグラムに基づいた冠動脈CT評価：組織断面と一致させた冠動脈の全短軸像は手動でオープンソースソフトウェアである3D Slicerを用いてセグメンテーションされた。冠動脈プラークのセグメンテーションはプラークを含むvoxelを選択するためのマスク画像として使用された。データはNRRDファイルとして取り出され、統計分析ソフトR内にあるオープン

ソースのRadiomics Image Analysisソフトウェアパッケージ（バージョン1.4.1）に取り込まれた。セグメンテーションされた冠動脈CT画像からCT値＜30HUの低吸収値領域と平均のCT値が算出された。

Radiomics評価および機械学習モデルの構築：Radiomicsパラメーターに関する詳細は過去の報告を参照されたいが（参考文献[7,8]）、それぞれの断面で1919パラメーターが算出された。バイアスのない診断精度算出のため、データセットはランダムにトレーニングセットとバリデーションセットに分けられ機械学習モデルの構築が行われた。診断能の評価はAUC（Area Under the Curve）が用いられた。トレーニングセットで最もよい結果となった機械学習モデルはバリデーションモデルに当てはめられ検証された。機械学習モデル構築にはPython環境が用いられ、解析に用いられたコードは以下のURLよりアクセス可能である（https://github.com/martonkolossvary/radiomics_ex-vivo_src.）。

統計解析：視覚評価、ヒストグラムに基づいた評価、radiomicsをベースとした機械学習、これら3つにおける診断精度比較にはROC解析が用いられた。

結果

組織学および冠動脈短軸像を用いたCTでの分類の分布：7つの心臓から得られた計21本の冠動脈から611の組織標本を作成し評価を行った。611の標本の中で71（11.6％）がadaptive intimal thickening、222（36.3％）がpathologic intimal thickening、179（29.3％）がfibrous plaque、59（9.7％）がearly fibroatheroma、60（9.8％）がlate fibroatheroma、そして20（3.3％）がthin-cap fibroatheromaであった。冠動脈CTからは477（78.1％）のプラークが検出され、非石灰化プラークは254（53.2％）、混合型プラークは191（40.0％）、石灰化プラークは32（6.7％）であった。このうち石灰化プラークを除いた445短軸像の画像データが解析された。組織学および冠動脈短軸像を用いたCTでの分類の分布に関しては**図3**に示すが、いずれの分類においてもトレーニングセットとバリ

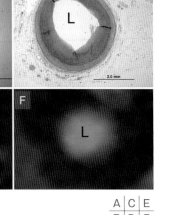

図1　早期プラーク病変
上（A,C,E）　組織標本
下（B,D,F）　組織標本に対応する断面の冠動脈CT短軸像
L：冠動脈血管内腔　矢頭；血管壁内の脂肪沈着　SB；冠動脈の側枝

A C E / B D F
➡巻頭カラー参照

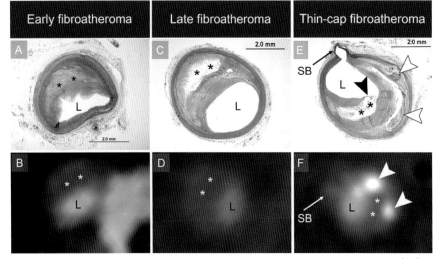

図2　進行性プラーク病変
上（A,C,E）　組織標本
下（B,D,F）　組織標本に対応する断面の冠動脈CT短軸像
L：冠動脈血管内腔　＊：壊死性コア　黒矢頭；薄い被膜部　白矢頭；石灰化
SB：冠動脈の側枝

A C E / B D F
➡巻頭カラー参照

デーションセット間に有意差は認めなかった。CTでの分類においては従来のプラーク評価法では早期および進行性プラークの頻度に有意差はみられなかったが、冠動脈プラークのCT値などに基づく評価法では早期および進行性プラークの頻度に有意差がみられた（**図4**）。

冠動脈CTにおける進行性プラーク病変の同定：Radiomicsをベースとした機械学習モデルにおいて、最小角度回帰（least angles regression model）が最も識別能に優れていたため、この最小角度回帰を用いてモデルを構築した。結果、バリデーションセットにおけるradiomicsをベースとした機械学習モデルはその他の評価法と比較し高い診断精度を示した（**図5**）。

まとめ

本研究では、将来の心血管イベントリスクが高いとされる進行性プラーク病変同定のための冠動脈CT画像からradiomicsを基盤とした機械学習モデルを構築した。本モデルはエキスパートによる視覚評価やヒストグラムに基づいた評価法と比較し、進行性プラーク病変の識別能が優れていることが示された。

筆者のコメント

本研究では純粋な石灰化病変は解析から除外している。その理由は石灰化からのアーチファクトにより軟部組織要素の解析に支障が出る可能性があるためである。よって本研究から得られた結果をすべてのプラークタイプに当てはめることはできない。石灰化からのアーチファクトに関してはdual energy撮像などCT技術で改善できると思われ、今後より精度の高いradiomicsを基盤とした機械学習モデルを構築できる可能性がある。

また、本研究は本文にも記載されているが、ex Vivoで冠動脈CTが撮像されており、心拍動や呼吸による動きの影響がない。今回得られた結果を（心電図同期

下で撮像したとしても）動きの影響を受けるin Vivoへどのように応用していくかは課題である。

活動報告

筆者の所属する北海道大学大学院 医学研究院の死因究明教育研究センターのAi（Autopsy imaging）部門では、知見を広く共有し地域への貢献に資するため2018年2月より学外医療機関から院内死亡症例における死後CT読影依頼の受け入れを開始した。

既に知られているように死後画像診断には、死後変化と蘇生時変化など通常の生体画像診断とは異なる知識が必要である。当センターでAiの読影業務を受託することにより、死後画像診断という学問

の学部および大学院教育への充実化、人材育成を行うことが目的の1つである。学外医療機関においては、専門家のいる当センターにAiの読影を委託することで、第三者の意見を聞くことができる。当センターの強みとしては北海道大学病院の放射線診断科および核医学診療科医師との連携がスムーズな点、生体画像診断における全身臓器のそれぞれのスペシャリストに適宜コンサルトしやすい点がある。

依頼書には臨床上の問題点、特にAiで精査を希望する事項を箇条書きに記載していただくようにお願いしている。加えて、症例の経過がわかるように臨床経過のサマリとともに過去画像データをAi画像データと共に添付していただくことをお願いしている。これらは当センター Ai部門と依頼した医療機関とがface-to-faceのディスカッションが難しいことから、依頼書内容や添付された画像データのみ

Table 2: Distribution of Histologic and CT Angiography Categories of Analyzed Cross Sections

Classification Category	All Cross Sections (n = 445)*	Training Set (n = 333)*	Validation Set (n = 112)*	P Value†
Histologic categories				
Early atherosclerotic lesions	311 (69.9)	230 (69.1)	81 (72.3)	.90
Adaptive intimal thickening	12 (2.7)	9 (2.7)	3 (2.7)	
Pathologic intimal thickening	194 (43.6)	145 (43.5)	49 (43.7)	
Fibrous plaque	105 (23.6)	76 (22.8)	29 (25.9)	
Advanced atherosclerotic lesions	134 (30.1)	103 (30.9)	31 (27.7)	.71
Early fibroatheroma	58 (13.0)	45 (13.5)	13 (11.6)	
Late fibroatheroma	58 (13.0)	43 (13.0)	15 (13.4)	
Thin-cap fibroatheroma	18 (4.1)	15 (4.5)	3 (2.7)	
CT angiography categories				
Traditional scheme				.26
Noncalcified plaque	254 (57.1)	185 (55.6)	69 (61.6)	
Partially calcified plaque	191 (42.9)	148 (44.4)	43 (38.4)	
Plaque attenuation scheme				.41
Homogeneous	207 (46.5)	152 (45.6)	55 (49.1)	
Heterogeneous	200 (44.9)	155 (46.5)	45 (40.2)	
Napkin-ring sign	38 (8.5)	26 (7.9)	12 (10.7)	

* Data are numbers of cross sections, with percentages in parentheses.
† P values correspond to comparisons between the training and validation sets.

図3　組織学および冠動脈短軸像を用いたCTでの分類の分布

Table 3: Frequency of Traditional and Plaque Attenuation–based CT Angiography Categories for Early and Advanced Atherosclerotic Lesions

CT Angiography Classification Category	Early Atherosclerotic Lesions (n = 311)*	Advanced Atherosclerotic Lesions (n = 134)*	P Value
Traditional scheme			.08
Noncalcified plaque	186 (59.8)	68 (50.7)	
Partially calcified plaque	125 (40.2)	66 (49.3)	
Plaque attenuation scheme			<.001
Homogeneous	166 (53.4)	41 (30.6)	
Heterogeneous	140 (45.0)	60 (44.8)	
Napkin-ring sign	5 (1.6)	33 (24.6)	

* Data are numbers of cross sections, with percentages in parentheses.

図4　早期および進行性プラークに対するCT分類の頻度

で依頼元の医療機関からの要求にできるだけ的確に応えられるように、と考えたためである。Ai読影レポートにおいては、依頼元の医療機関に記載いただいたAiで

の精査を希望する事項に対し、画像所見とその考察を1つ1つ丁寧に記載している。

当センターへのAi読影依頼に関しての詳細は死因究明教育研究センターホームページ（http://cdicenter.med.hokudai.ac.jp/の「学外医療機関からの死亡時画像診断について」）を参照いただきたい（**図6**の枠内）。

2018年2月から2020年12月までの受託実績は2018年度1件、2019年度4件、2020年度4件となっている。これまでの依頼元の医療機関は北海道内のみであるが、北海道外からの受託も受け入れているため、今後Ai読影の依頼を検討する際は当センターへの依頼も候補の1つとして検討いただきたい。

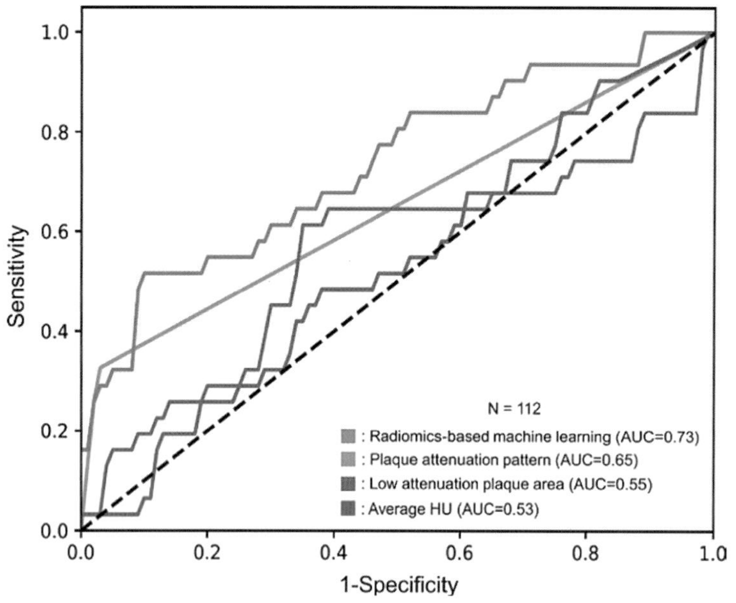

➡巻頭カラー参照

図5　ROC解析
Low attenuationとはCT値<30HUを指す。Radiomicsをベースとした機械学習モデルはエキスパートの視覚評価（AUC=0.73 vs 0.65, P=0.04）、ヒストグラムに基づく冠動脈CT短軸像のlow attenuation部（AUC=0.73 vs 0.55, P=0.01）や平均のCT値（AUC = 0.73 vs 0.53, P = .004）より優れていた。

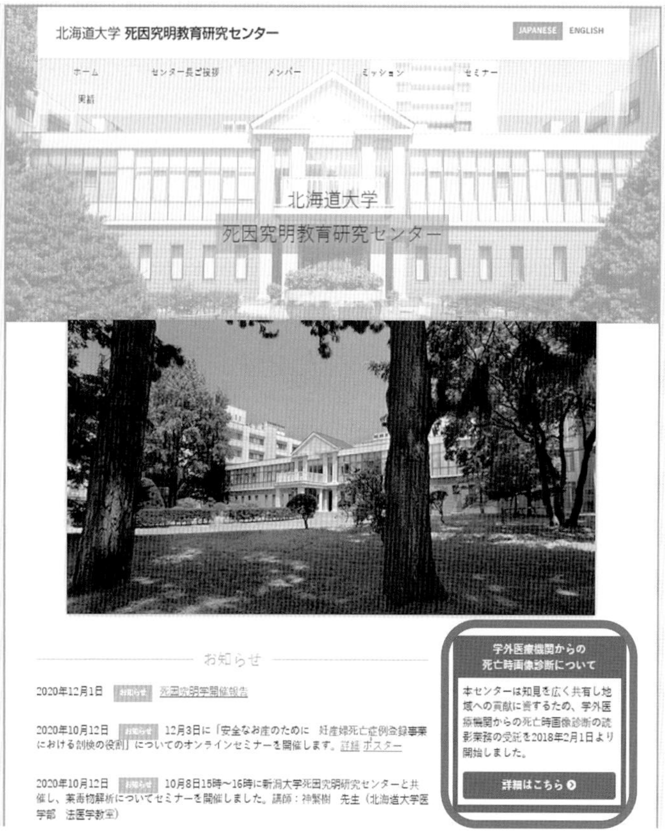

図6　センターホームページ内にある「学外医療機関からの死亡時画像診断について」

<文献>
1) Puchner SB et al: Iterative image reconstruction algorithms in coronary CT angiography improve the detection of lipid-core plaque: a comparison with histology. Eur Radiol 2015; 25(1): 15-23
2) Stolzmann P et al: Variability and accuracy of coronary CT angiography including use of iterative reconstruction algorithms for plaque burden assessment as compared with intravascular ultrasound: an ex vivo study. Eur Radiol 2012; 22(10): 2067-2075
3) Schlett CL et al: How to assess non-calcified plaque in CT angiography: delineation methods affect diagnostic accuracy of low-attenuation plaque by CT for lipid-core plaque in histology. Eur Heart J Cardiovasc Imaging 2013; 14(11): 1099-1105
4) Maurovich-Horvat P et al: Differentiation of early from advanced coronary atherosclerotic lesions: systematic comparison of CT, intravascular US, and optical frequency domain imaging with histopathologic examination in ex vivo human hearts. Radiology 2012; 265(2): 393-401
5) Seifarth H et al: Histopathological correlates of the napkin-ring sign plaque in coronary CT angiography. Atherosclerosis 2012; 224(1): 90-96
6) Maurovich-Horvat P et al: The napkin-ring sign indicates advanced atherosclerotic lesions in coronary CT angiography. JACC Cardiovasc Imaging 2012; 5(12): 1243-1252
7) Kolossváry M et al: Radiomic features are superior to conventional quantitative computed tomographic metrics to identify coronary plaques with napkin-ring sign. Circ Cardiovasc Imaging 2017; 10(12): e006843.
8) Kolossváry M et al: Cardiac computed tomography radiomics: a comprehensive review on radiomic techniques. J Thorac Imaging 2018; 33(1): 26-34

CLINICAL REPORT

● 院内死亡における 放射線科医の役割

東京大学 医学部 放射線医学

石田尚利、五ノ井　渉、渡邉祐亮、藤本幸多朗、 沖元斉正、阿部　修

● はじめに

　医療事故調査制度が始まって5年が経過し、昨春には死因究明等推進基本法が施行された。この中の施策として、死因究明に係る医師の人材の育成、資質の向上が明記され、本邦では死因究明の体制を充実されることが求められている。医療事故調査制度と死因究明等推進基本法は、一連の社会制度改革の中で不可分な関係にあり、ここに死後画像に精通した放射線科医を欠くことができない。では、放射線科医は死後画像にどのようなスタンスでどのように関与するのが望ましいのか、本稿で紐解いてみたい。特に院内死亡例に対する放射線科医の役割について、当科の運用を主体に概説する。

● 院内死亡の死後CT撮影

　東京大学医学部附属病院(以下、東大病院)では、2009年より院内死亡の病理解剖施行例に対して解剖前の死後CTを撮影している。通常、院内死亡の死後CTおよび病理解剖は死後24時間以内に施行されるが、次のような順序を経ている。施設間で運用の手順に違いはあるかと思われるが、大枠として標準からの逸脱は

ないと考えられる。
1. 死亡確認がなされた後、主治医・担当医の説明のもと、死後CTおよび病理解剖の同意・承諾を遺族より取得する。
2. ご遺体は死亡からCTまでの間、室温かつ仰臥位で静置され、東大病院における死後CTは専用機を用いて、診療放射線技師のサポートを受けた病理医によって撮影される。当院での死後CT撮影は、原則として臨床機と同様の撮影条件で行っている(生前CTとの比較や研究への応用も兼ねているため)。
3. 死後CT室は病理解剖室に隣接しており、撮影後すぐに病理解剖が施行される。なお、その際に撮影後のCT画像を参照することも可能となっている。
4. 放射線診断医は読影レポートを作成し、その後に病理医に報告する。

　東大病院では死後CTおよび病理解剖が施行された症例について、臨床病理検討会(Clinico-Pathological Conference, CPC)で担当医らとともに様々な疑問点の解明が試みられる。ここでは死後CT画像も解剖所見や臨床経過とあわせて検討がなされる。現状、死後CTが解剖の代替となることはないが、解剖を補完する所見や解剖では得られにくい所見を提供することがあり[1]、CPCに役立てられる。

　一方で、医療事故関連死が疑われる場合においても、本邦では今日、病理解剖前に死後CTを代表とする死亡時画像診

断(別名:オートプシー・イメージング(Autopsy imaging, Ai))が行われる。医療法の中に盛り込まれた医療事故調査制度において、死亡時画像診断の実施を検討することが記されていることはAiが社会医学的に要請された検査であることの証左である。余談ではあるが、医療事故関連死が疑われる場合は、"自施設の"放射線科医による読影や判断がそのまま第三者委員会や訴訟等において効力を持つことは少ない。公平な判断が担保されない可能性があるからである。

● 院内死亡の死後CT読影

　死後CTでは、生前CTには見られない特異な像が認められる。このことは死後画像を扱っている者にとってはすでに当たり前となっているが、この点が読影を複雑にさせている。それは死後変化や蘇生術後変化といった生前画像にはない死後画像ならではの修飾があるためである。死後画像を見るポイントは、画像所見を1. 死後変化、2. 蘇生術後変化、3. 病変(死因とは限らない)の3つに大別して考えることである[2](**表1**)。すなわち、画像を読影するときに一つひとつの所見がこれら3つのどれに相当するのかを意識することが重要である。読影の思考過程では、所見を一つひとつ分けて整理し相互関係

表1　死後CTの代表的な特異的所見

	死後変化	蘇生術後変化
頭頚部	静脈洞内血液就下、脳浮腫、皮髄境界不明瞭化、脳血管内ガス	脳血管内ガス
胸　部	肺・心大血管血液就下、右心系拡張、心拡大・心室壁肥厚、大動脈壁肥厚・径狭小化、心大血管内ガス	心大血管内ガス、肋骨骨折、心嚢内・縦隔血腫
腹　部	血管内・実質臓器内ガス	血管内・実質臓器内ガス、消化管拡張、腸管壁内ガス

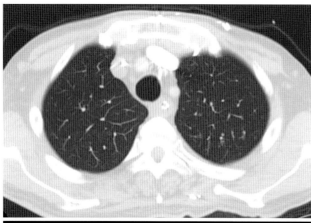
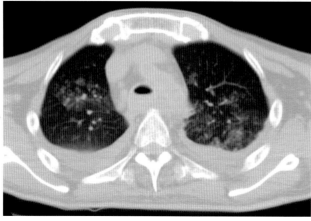

a / b

図1　60代男性　筋強直性ジストロフィーにて加療中に死亡
死亡10時間前の生前造影CT（a）で両肺に明らかな異常を指摘できない。死後6時間後の死後単純CT（b）で両肺のすりガラス影、両側胸水、気管内液体貯留が認められるようになっている。生前と死後CTの経過時間16時間で画像に明らかな変化が認められる。

表2　死後CTで検出可能・困難な死因（私見）

分　類	疾患の例
高い確率で診断される	広範な脳梗塞、脳出血、硬膜下血腫、大動脈解離、大動脈瘤、終末腎、腔水症、腔気症、血腫、骨折、骨腫瘍など
診断される可能性はあるが確実とはいえない	くも膜下出血、心嚢水、心タンポナーデ、肺水腫、肺腫瘍、肺炎、間質性肺炎、肺気腫、肝硬変症、実質臓器・管腔臓器の腫瘍、消化管出血、悪性リンパ腫など
診断が現時点で難しいことが多い	髄膜炎、神経変性疾患、急性心筋梗塞、血栓症、塞栓症、原発不明癌、多くの血液疾患、敗血症など

を確認する作業が行われるが、時に死後変化や蘇生術後変化は臨床的意義のある病態を反映した所見と類似し、オーバーラップすることにも注意が必要である。また個人間での差もしばしば大きくなる。

　院内死亡の死後CT読影では、生前から死亡に至るまでの臨床経過や単純X線写真やCT、MRIなどの各種モダリティ画像、様々な検査所見に容易にアクセスすることができ、これらを読影に役立てることができる。なかでも生前CTがある場合、これと比較することは死後CT読影にとって必須である。実際には最終の生前CTからすぐに死亡に至ることはそれほどなく、最終の生前CTと死後CTで同一臓器の所見が大きく異なる像を呈することは多い。最終の生前CTから死後CTまでの経過時間が比較的短い場合でも画像所見に差が生じうる（**図1**）。

　読影において、死後画像に特有な死後変化の所見を考えるときは、死後CT撮影までの死後経過時間も勘案するとよい。例えば脳の形態や濃度変化、臓器内ガスなどの解釈を適切に行うことができる場合がある[3]。そして、死後CTによる検出が可能な病変と困難な病変をあらかじめ知っておいたうえで（**表2**）、まとめとして死後CTの所見を基にした死因評価も可能であれば記載したい。しかしながら、諸家の報告で見られるように、解剖を基準とした際に死後CTで推定した死因との間で乖離が存在することも明らかになっている[4]。臨床現場での読影において鑑別診断や病態評価が必ずうまくいくとは限らないのと同じように、死後CT診断にも限界があることは肝に銘じておくべきで、安易に死因を断定するのは注意した方がよいと考えている。すなわち、死後CTが万能ではなく、解剖結果に最終判断を委ねなければならないことも十分認識しておくことは放射線科医にとって大切である。死後CT単独での死因推定は慎重を期したい。

　放射線科医による院内死亡例の読影は自施設の画像にとどまらず、他施設の画像を扱うことがある。ひとつに医療事故関連の死後CTを読影する機会を想定している。医療事故調査委員会のメンバーとして第三者的な立場で放射線科医として参加を要請されることがあるだろうと

思われる。実際に当科の死後CTの経験豊富な読影医が他施設における死後CTの画像所見や死因評価についてのコメントを国内外から求められた経験がある。

死後画像に精通した放射線科医の育成

繰り返しになるが、死後画像では生前画像にはない所見が認められる。ゆえに読影するにあたっては死後画像に精通することが不可欠であり、死後画像のトレーニングを受けた放射線科医が読影を担当することが望ましいはずである。当科では、1死後CT検査あたり死後CT研究チームの放射線科医3名による3次チェックが行われている。1次読影は非専門医あるいは放射線科専門医の大学院生、2次・3次読影は放射線診断専門医が読影を行い、死後画像に経験が浅い医師から順に読むことになっている。そうすることで上級医が読影内容をチェックできる。コメントや修正とともにトレーニング中の医師にフィードバックが行われ、彼らのスキルアップを目指している。放射線科医は一般臨床において診療録や検査所見などを加味しながら画像から病態を想起する作業を行っている。これが読影であり、それを言語化するのが報告書作成である。死後CT読影は、さらに死亡までの経過あるいは死亡時の状況を可能であれば類推することになる。死後画像特有の所見の拾い方、解釈を学ぶことは言うまでもないが、もとより放射線科医として日々の画像の読影トレーニングの研鑽が何よりも不可欠である。

画像診断学は画像－病理相関を礎に発展してきた側面がある。死後画像で病理学的・法医学的な変化が死後画像にどのように反映され、どんな所見を呈するのかということを放射線科医として考えることは、この画像診断学の根底部分と何ら変わりはない。病理学や法医学の放射線科医にとって馴染みの薄い事象について造詣を深めることは死後画像に精通することにつながる。特に院内死亡例では、臨床経過－生前CT－死後CT－病理解剖の4者の詳細な対比が可能なことが多く、相互に比較することで死後画像の一つひとつの所見をじっくりと吟味することが

可能となる。

では、若手(に限らないが)放射線科医が死後画像への免疫を得るにはどうすればよいか考えてみる。清書を紐解く、論文を片っ端から読む、といった地道な方法もあるだろうが、当科で死後CTのトレーニングに励んでいる放射線科医に読影力向上の鍵は何か尋ねたところ、最も多い回答は「相談できる指導医の元で症例経験を積む」というものであった(図2)。死後CTをはじめとする死後画像を扱う自信が高まった、自信がついたといった得られる成長度は、放射線科医歴や経験症例数と正の相関があるとも感じている。読影する現場に気軽に相談できるメンバーがいるということが死後画像を担える放射線科医の育成につながるだろうと考えている。

おわりに

院内死亡の死後画像によって画像と臓器変化や病態の関係性を明らかにし、死因究明のみならず、臨床医学にも還元することができるだろうと考えている。さ

らに、死因究明は公衆衛生施策といった社会医学に影響を及ぼしうる。死後画像/死亡時画像診断/Aiは医学の複数分野に跨っている。昨今の法制定によって"院内死亡例×死後画像診断"の構図に遭遇する放射線科医が今後も多くなるだろうと想定される。神経放射線や腹部放射線科などと同様に画像診断学の一領域として、今や死後画像がある。院内死亡の死後画像に関わる者として、発展期の本領域における放射線科医の在り方をこれからも問うていきたい。

<文献>
1) Thali MJ et al: Virtopsy, a new imaging horizon in forensic pathology: virtual autopsy by postmortem multislice computed tomography (MSCT) and magnetic resonance imaging (MRI)— a feasibility study. J Forensic Sci 48: 386-403, 2003.
2) 石田尚利ほか: Refresher Course: 死後CTと対峙する―おさえたいエッセンスとピットフォール―. 画像診断 37: 359-370, 2017.
3) Ishida M et al: Common Postmortem Computed Tomography Findings Following Atraumatic Death: Differentiation between Normal Postmortem Changes and Pathologic Lesions. Korean J Radiol 16: 798-809, 2015.
4) 日本医学放射線学会. 北海道大学大学院医学研究院死因究明教育研究センター 編. 死後画像読影ガイドライン2020年版. 金原出版, 2020

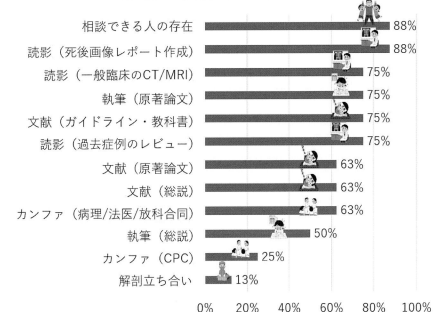

死後画像の読影力向上に役立ったこと

相談できる人の存在	88%
読影（死後画像レポート作成）	88%
読影（一般臨床のCT/MRI）	75%
執筆（原著論文）	75%
文献（ガイドライン・教科書）	75%
読影（過去症例のレビュー）	75%
文献（原著論文）	63%
文献（総説）	63%
カンファ（病理/法医/放科合同）	63%
執筆（総説）	50%
カンファ（CPC）	25%
解剖立ち合い	13%

図2　当科死後画像研究チームの放射線科医へのアンケート（複数回答可。回答者数=8名）
補足：CPCや解剖立ち合いの割合が低いことは、これらを軽んじているというわけではなく、時間的な制約などのため参加する機会が少ないためであると考えている。むしろ死後画像に精通するためには解剖所見から画像所見を振り返ることが不可欠であることは強調したい。当科では解剖症例全例に作成される病理解剖報告書を参照しながら画像レビューが行われ、疑問点を病理医にコンサルトすることもある。

CLINICAL REPORT

●法医学分野のAi-CT撮影技術に関する情報提供
〜fused CT・Star-trail artifact・体内金属の描出〜

茨城県立医療大学 放射線技術科学科 │ 小林智哉

● はじめに

本格的に死因究明のための死亡時画像診断(Autopsy imaging：Ai)が診療放射線技師の業務になってから、10年にも満たない。"本格的" とは、2012年に「警察等が取り扱う死体の死因又は身元調査等に関する法律」が施行され、法的根拠に基づいていることである。一方で医療のなかで体系的にAiが始められてからは、35年の月日が流れているが、法的根拠に基づいているのは、医療事故関連の調査(2015年「改正医療法」)のみとなっている。診療の延長上にあった死亡時画像診断(Autopsy imaging：Ai)は、法医学分野でも広く活用され、昨年4月に施行された「死因究明等推進基本法」にもAi(条文では死亡時画像診断)の活用が示されている。多くの法医学教室にAi専用装置が配備され、著者が以前勤務していた筑波メディカルセンター内の筑波剖検センターにも、2016年にAi専用CTが配備された。

本稿は、筑波剖検センターで法医学分野にAiの撮影者として関わった経験から得た研究成果と、知見として体内金属の描出を紹介する。

● Ai専用CTの特性

Ai専用CT装置でAiを実施する場合と、臨床CT装置でAiを実施する場合とでは、以下のような相違がある。

①撮影頻度が少なく、緊急を要する検査がない
②CT装置のスペックが低いことが多い
③ご遺体の状態は、生体と大きく異なる(高度腐敗、焼損等)
④体内金属が重要な情報になる

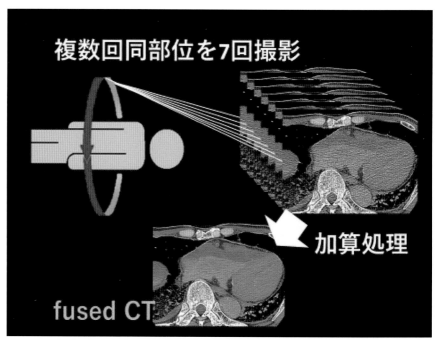

図1 fused CTの説明
同部位を複数回撮影(図は7回)して画像加算処理をする。画像加算処理は、CT装置内蔵ソフトやワークステーションで簡単にできる。

fused CT※

fused CTは、①②に伴う画質改善のため、同部位を複数回撮影して加算処理を行う技術であり（**図1**）[1]、当雑誌2020年4月号でも取り上げられた[2]。臨床機は通常患者を撮影することが優先されるため、複数回撮影することによって管球熱量が上昇し、管球冷却のために次の通常患者の撮影が滞るような事があってはならない。Ai専用CTでは①により、待ち時間を生じても問題にならない。そこで②のスペックを補うためにfused CTが適応される。fused CTは、実質的に照射線量（mAs値）を増加させるため、極限までノイズを低減するが、再構成や撮影条件を変化させなければ、コントラストや鮮鋭度の変化はない[3]。このような特性から高解像度用の再構成フィルタ関数（ノイズの多いフィルタ関数）で威力を発揮し、冠状動脈等の血管壁が描出可能である（**図2**）。この技術により、これまで描出できなかった所見の描出を可能にし、Ai-CTの適応が変わるかもしれない。

今後、撮影条件に関する検討が必要である。また生体における大線量実験は不可能なため、fused CTの情報から、生体に還元されるデータが提供されることを望む。

※注釈

fused CTを命名したのは、オーストラリア・ビクトリア法医学研究所（VIFM）顧問法医放射線科医で、元国際法医画像学会（ISFRI）会長のChris O' Donnell先生である。2019年10月1日（奇しくも私の誕生日）に開催された第17回日本法医画像研究会にご講演で来日していた同氏は、私の"加算CT"の発表を見て、「これは素晴らしい！名前はfused CTが良いよ!!」との誕生日プレゼントを頂き、即決で採用した。

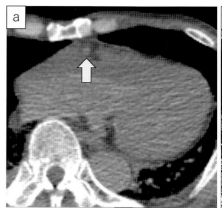
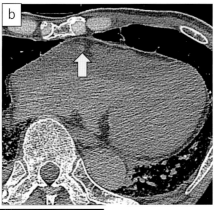
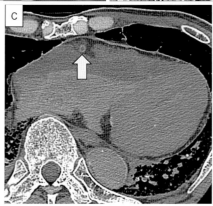

図2　Aquilion Lightning 16列
　a　通常の撮影条件（軟部条件:FC13, FOV:500mm, 120kV, 50mA, 0.75sec/rot, 1mm）
　b　条件を変更した画像（肺野条件:FC52, FOV240mm、120kV、200mA、2sec/rot, 0.5mm）
　c　fused CT（bを7回撮影し加算処理）

a | b
---
c

Star-trail artifact

③に示したように、高度腐敗や焼損したご遺体の撮影は、これまでにないアーチファクトを発生させる。我々は高度腐敗のご遺体の撮影を経験していくなかで、脳が液状化している多くの症例でリング様のアーチファクトが発生することに気付いた（**図3**）。リングアーチファクトと聞くと、まず思い浮かべるのは、キャリブレーションや検出器の不良である。我々も当初、それと勘違いしていた。しかし、検証すると、水と空気のキャリブレーションを実施し、検出器に異常がない状態でもこのアーチファクトが出現することがわかった。このアーチファクトは、北極星と周極星を長時間露光させて撮影した写真に類似していることから、それを示す英語のstar-trailを引用して、"star-trail artifact"と名付けた（命名は、共著者の東京都立大学 沼野智一先生）[4]。現状ではstar-trail artifactが発生する詳

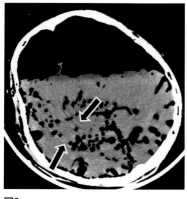
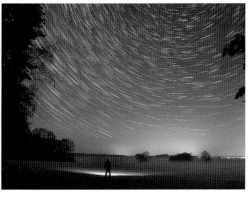

図3
高度腐敗したご遺体の頭部CTは、回転中心を中心にしたリング状のアーチファクトが発生している（a）。北極星と周極星を長時間露光させて撮影した写真（b）と似ていることから、"star-trail artifact"と名付けた。

a | b

細な条件は不明であり、メーカに依存する可能性もある。今後、現象の解明と対策を講じる必要がある。

体内金属の描出

CTにとって金属は、artifactを発生させる厄介物である。しかし、④に示すように法医学分野では、包丁や銃弾等が重要な証拠となり、手術で体内に留置された金属製体内インプラントは個人特定を可能にする。図4 aに示すように、体内3箇所に金属性のインプラントが挿入されて

いる人は少ない。したがって、この情報だけで個人特定できる可能性が高い。しかし、生前の画像が大量にあるなかで、同様の画像を探すのは容易ではない。そこで活躍するのが自動検出であり、体内金属の部位を自動で判別する開発も進んでいる[5]。さらに、1つの金属生体内インプラントで個人特定を可能にするためには、アーチファクトを抑制して、形状を正確に描出する必要がある。図4b〜dのようにストリークアーチファクトが発生している状態では形状の把握は不可能である。金属によるストリークアーチファクトの軽減には、逐次近似再構成法やデ

ュアルエナジーを用いる方法等がある。Aiでは、金属の描出に特化する(軟部コントラストは無視する)撮影を追加することが可能なため、高電圧の撮影を追加して、表示されるCT値の幅を40,000HU程度まで拡張すること[6]も可能である(改善画像がないことをお詫び致します)。

最後に

最近では新型コロナウイルスに感染して自宅療養中に容体急変して、死亡する事案が問題視されている。それらは警察が介入する異状死として扱われ、多くのご遺体でCT撮影が実施されていると推測する。Helmrichらは、新型コロナウイルスの肺の所見が、Ai-CTで判別可能だったと報告している[7]。生前に新型コロナウイルス陽性だったご遺体の解剖が困難な現状で、Ai-CTは肺の所見を確認することに加えて、その他の疾患や犯罪の有無を確認することで、重要な役割を果たす。今後も法医学分野で用いられる新たな視点からAiが発展していくことを望む。

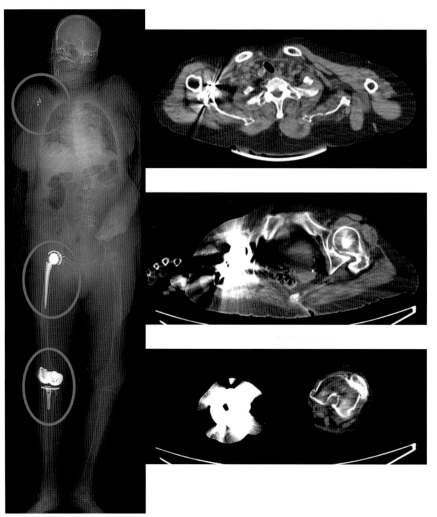

図4
a 体内インプラントが右肩、股関節、膝に挿入されたご遺体のスカウト像とその軸位断面
b 肩部分
c 股関節部分
d 膝部分

<文献>
1) Kobayashi T et al: Fused CT-Improved image quality of coronary arteries on postmortem CT by summation of repeated scans. Forensic Imaging: 200386, 2020
2) 兵頭秀樹ほか: 2020年のオートプシー・イメージング(死後画像)はこうなる RadFan 18(4): 72-75, 2020
3) Kobayashi T et al: Noise reduction effect of computed tomography by image summation method (fused CT): Phantom study. Forensic Imaging: 200418, 2020
4) Kobayashi T et al: Star-trail artifacts of the advanced-putrefied brain on postmortem CT. Forensic Imaging: 200432, 2021
5) Wada Y et al: A simple method for the automatic classification of body parts and detection of implanted metal using postmortem computed tomography scout view. Radiological Physics and Technology: 1-7, 2020
6) Link TM et al: CT of metal implants: reduction of artifacts using an extended CT scale technique. J Comput Assist Tomogr 24(1): 165-72, 2000
7) Helmrich E et al: Postmortem CT lung findings in decedents with Covid-19: A review of 14 decedents and potential triage implications. Forensic Imaging: 200419, 2020

CLINICAL REPORT

●Ai認定診療放射線技師の役割

国際医療福祉大学 保健医療学部 放射線・情報科学科｜樋口清孝

● はじめに

医療事故調査制度がスタートして5年が経過したが、医療事故調査・支援センターに報告される件数は毎年370件程度であり、思った以上に伸びていない。そこにはAiの活用方法に問題があるのかもしれない。そのAiを担う診療放射線技師の役割に触れながら、医療事故調査制度におけるAiの在り方について述べる。

● 医療事故調査制度とAiの関係

まず、医療事故調査制度の法的背景について整理したいと思う。2014年6月18日に成立した医療法の改正で、病院等の管理者は「医療事故が発生した場合、医療事故調査・支援センターに報告しなければならない（第六条の十）」、また「必要な調査を行わなければならない（第六条の十一）」と、定められた。そして、この改正医療法に基づき、2015年10月1日より、医療事故調査制度が施行された。

医療施設での主な流れとしては、医療に起因し、または起因すると疑われる死亡または死産で、管理者が予期しなかったものと判断した場合、その事実を遺族に説明し、医療事故調査・支援センターへ報告する。そして、院内調査を行うこ

とになるが、支援団体を積極的に活用することが推奨されている。また、必要に応じて、医療施設側や遺族側からの依頼で、医療事故調査・支援センターで調査を行うことも可能になっている。院内調査の結果は、遺族へ説明し、医療事故調査・支援センターへ報告することになる。なお、医療事故調査・支援センターは集められた情報整理や分析を行い、再発防止に関する普及啓発を行う役割も果たしている（**図1**）。しかし、この制度は施行の

前からいくつかの問題点を含んでスタートしている。例えば、「医療事故か否かの判断は当該医療機関が行う点」、「調査するのは中立的機関ではなく当該医療機関（院内調査）である点」、「遺族には報告書の提出は必要なく、口頭説明だけでよい点」などである。その一部を払拭するため、2016年6月に一部改正された。

このような制度の中で、院内調査の実施項目に「解剖または死亡時画像診断（Ai）の実施」がある。なお、必ずしも行

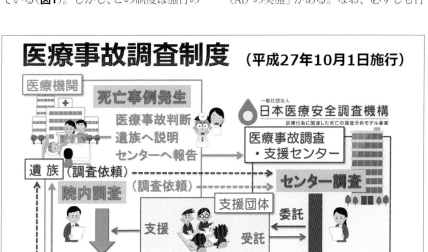

図1　医療事故調査制度

う必要はなく、解剖もAiも管理者が判断することになっている。

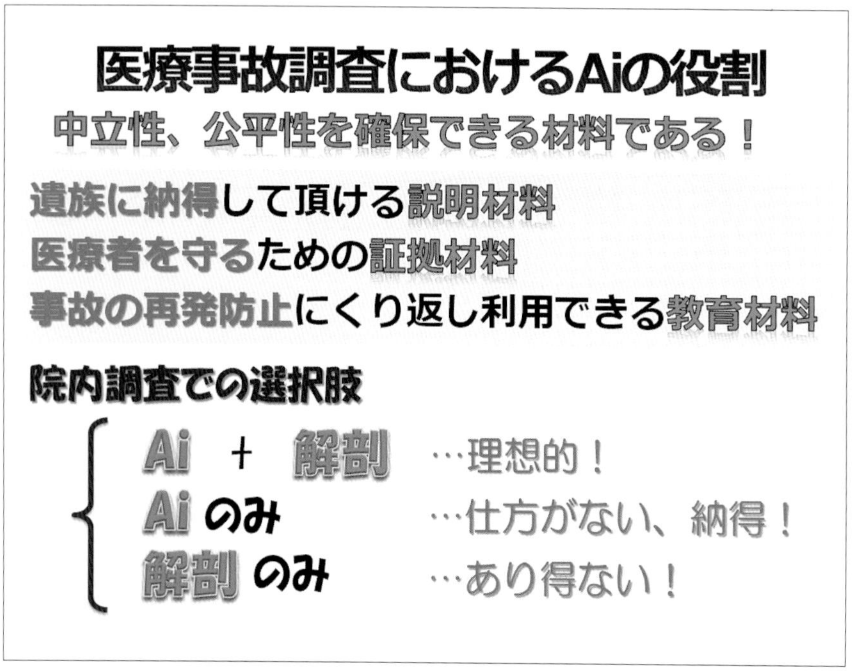

医療事故調査におけるAiの役割

2001年1月1日未明、吐き気などを訴え受診した当時17歳の高校2年生の男子が、搬送先の病院で死亡した。患者は同病院で喘息の治療を受けており、処方されていたテオフィリンの血中濃度が高いことから、血液吸着療法の処置を行うため医師が大腿静脈にカテーテルを挿入したが、その後、血液凝固、全身性痙攣発作等の症状を経て、約17時間後に死亡したという事例である。遺体は病理解剖が行われ、テオフィリン中毒による急性左室不全、並びに出血性ショックが死因であると結論づけられた。その結果に遺族側は、「死亡は抗凝固剤の使用方法を誤った過失」、「カテーテル挿入の際に血管を損傷した過失」、「ヘパリン5,000単位を投与した過失」、「出血に対する止血措置を怠った過失」、「適切な輸血を怠った過失」を挙げ、不法行為または債務不履行にもとづく損害賠償を請求した。そして、最後までもつれたのが「カテーテル挿入の際に血管を損傷したのか」という点であった。なお、病理解剖では静脈の損傷はないことが示されていたが、原告側は、「CT画像上、カテーテルが右大腿静脈及び下大静脈内に認められないことから、カテーテル挿入時に血管損傷が生じていた。」と主張している。一方、被告鑑定人は、「パーシャルボリューム効果及びビームハードニングを考慮すれば、静脈外にあるとは断定できない。剖検時に漏出した液体が認められなかったことを考慮すれば、むしろ、静脈内にあったといえる。」と証言した。しかし、裁判長は「院内での解剖所見は第三者的（客観的）な鑑定となり得ない。利害関係者が行う解剖は証拠採用できない。」と被告側の証言を退けた。すなわち、医療事故において院内で行う病理解剖は証拠能力がないということになる。言わば、"解剖所見は執刀した病理医のみぞ知る！"、"黙っていれば誰にも真実はわからない！"と、隠蔽できてしまうというのである。

一方、Aiは当該施設で撮影された画像であっても、複数の第三者（放射線科医）による読影が可能であり、中立性、公平性を確保できる材料だといえる。すなわち、「遺族に納得して頂ける説明材料」、「医療者を守るための証拠材料」、「事故の再発防止にくり返し利用できる教育材料」となるのである。よって、院内調査での選択肢としては、解剖とAiの双方を実施できればベストであるが、解剖の承諾は得られずAiのみを施行したとしても仕方がなく、納得はできる。しかし、Aiは行っていないが、院内で解剖だけは行ったとなれば、画像を残せない何かやましいことでもあるのかと遺族の不信感をあおることになるかもしれない（図2）。

しかし、残念な事実がある。「医療事故調査・支援センター 2019年年報[1]」によると、解剖とAiを実施している割合が26.4％、Aiのみを実施している割合が33.2％、そして解剖のみを実施している割合が40.4％も占めているという現状である。

なお、Aiの役割を鑑みれば、院内調査の実施項目で解剖またはAiの実施とあること自体が問題なのかもしれない。本来であれば、管理者が予期しなかった死亡かどうかを判断する材料として、まずはAiを施行する流れが自然なのかもしれない。

Ai認定診療放射線技師の現状と今後

公益社団法人 日本診療放射線技師会は、2008年11月にAi活用検討委員会を発足し、遺体の撮影に関する実態調査を実施し、2010年3月に「Aiにおける診療放射線技師の役割—X線CT撮像等のガイドライン（院内Ai実施編）—[2]」を発行した。なお、このガイドラインは、2017年3月に「Ai（Autopsy imaging：死亡時画像診断）における診療放射線技師の役割—Ai検査ガイドライン—[3]」として改訂され、「医療事故調査制度Aiでの留意点」の項目も追加されている。

2011年10月には、死後画像の撮影に関する知識や技術の向上と品質の確保ならびに公正を担保し、死因究明に必要な画像を提供できる環境の醸成を図る目的で「Ai認定診療放射線技師規則」が制定された。そして、この制度と同時にAi認定講習会を開催し、2020年4月現在、全国で1,101名のAi認定診療放射線技師が活躍している（図3）。今やAi認定診療放射線技師が居ない都道府県はない。しかし、我々が目指しているのは、各医療施設に最低1名のAi認定診療放射線技師が居ることである。そして、医療事故にお

図2　医療事故におけるAiの役割

いても、Ai認定診療放射線技師が中立性、公平性を確保できる画像を提供できる環境こそが必要だと考えている。

今後、Aiにおける診療放射線技師の役割はさらに重要になってくると考えている。2010年4月、厚生労働省医政局長による「医療スタッフの協働・連携によるチーム医療の推進について」[4]の通達には、診療放射線技師を積極的に活用することが望まれる業務として、"画像診断における読影の補助を行うこと"、"放射線検査等に関する説明・相談を行うこと"が明記されている。すなわち、Aiにおいても診療放射線技師は単にご遺体の撮影をするだけでなく、死因究明における読影の補助であったり、遺族に対して行うAi検査の説明であったりと、重責を担うことになるだろう(**図4**)。そのためにも、Ai専門診療放射線技師の制度構築と育成が必要であり、すでにそのような構想が提案され、動き出している[5,6]。また、大学教育においても、死亡時画像診断学の講義が開講されており、基礎教育が整いつつある[7,8]。

● おわりに

このように、医療事故調査制度の今後を考えてみると、Aiの役割が大きなキーポイントになっているように思う。しかし、残念ながら今の制度では、Aiの良いところが活かしきれていない。実際の医療現場では、医療事故とするかどうかはAiの診断結果で判断しているという話もよく耳にする。医療事故としての報告件数が増えない理由の一つはそこにあるのかもしれない。なお、医療事故の判断が慎重になってしまう理由の一つに、ネーミングの問題もある。特に一般の方々は、「医療事故」＝「医療過誤（ミス）」との認識があり、医療サイドと患者遺族に大きな溝を作る要因になっている。最愛の家族を亡くしたご遺族と互いに納得した形で死因究明が遂行される制度を実現するためにも、中立性、公平性を確保できるAiが潤滑油になるだろう。そして、Aiコーディネーターの役割を果たすのは診療放射線技師ではないだろうか。

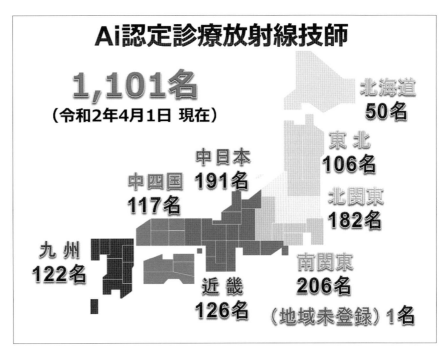

図3　Ai認定診療放射線技師

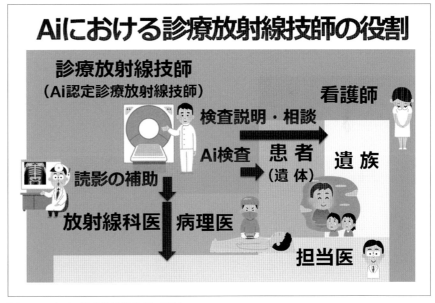

図4　Aiにおける診療放射線技師の役割

＜文献＞
1) 日本医療安全調査機構: 医療事故調査・支援センター 2019年年報(https://www.medsafe.or.jp/uploads/uploads/files/nenpou-r1-all.pdf), 2020
2) Ai活用検討委員会: Aiにおける診療放射線技師の役割－X線CT撮像等のガイドライン(案)－(院内Ai実施編), 日本放射線技師会雑誌 686: 38-45, 2009
3) 日本診療放射線技師会: Ai(Autopsy imaging : 死亡時画像診断)における診療放射線技師の役割-Ai 検査ガイドライン-,(http://www.jart.jp/news/tclj8k0000000we0-att/Aiguideline_170310.pdf), 2017
4) 厚生労働省: 医療スタッフの協働・連携によるチーム医療の推進について(医政発0430第1号), 2010
5) 樋口清孝: 診療放射線技師のチーム医療への参画—Ai認定の現状と課題—. 日本放射線技師会雑誌 798: 49-53, 2019
6) 阿部一之: Aiで新たな展開を目指す診療放射線技師. Rad Fan 17: 53-56, 2019
7) 樋口清孝: 国際医療福祉大学授業計画(シラバス)「死亡時画像診断学」(https://upex.iuhw.ac.jp/up/faces/up/km/Kms00802A.jsp), 2020
8) 樋口清孝: Ai教育の現状－診療放射線技師教育を中心に－. Rad Fan 18: 66-69, 2020

●救急医療現場でのAi（オートプシーイメージング）取り組み

姫路赤十字病院│岩見守人

●はじめに

当院は兵庫県の南西部にあり、地域医療支援病院、高度型がん診療連携拠点病院、災害拠点病院、第2次救急医療施設として地域医療に携わっている。病床数は560床、診療科は33科であり、救急患者（救急車）の受け入れは年間約12,000件（5,000件）である。また、CPA搬入患者は年間約70名であり、過去5年間でAi（オートプシーイメージング：死亡時画像診断）検査を行った患者は55名になっている。そして救急外来において来院時心肺停止状態（CPAOA）で搬送後にAi（CT検査）をすることも多くある。しかし、地域の医療支援病院の責務を果たすことを重要視しており、Aiについては保険診療外ということもあり、あまり積極的ではなかった。2007年海堂尊氏の「チームバチスタの栄光」がミステリー大賞を受賞し、テレビドラマ化すると共にようやく世間にAiが認知され医師や医療従事者にも浸透してきた。しかし救急部では、Aiを行ってもいいかどうかという基本的な部分が透明化されておらず、遺族への同意書は誰がとる？撮影した費用は誰が払う？読影はどうする？などの問題が噴出し、当事者（遺族）と医師と医療従事者の間がぎくしゃくしていた。そこでこれらの問題を解決するためにこれまでの当院が行ってきた取り組みを報告すると共にAiマニュアルと症例を紹介する。

●当院での取り組み

当初のAi（当院では主にCT検査）については主治医が要望した場合でも院長の承諾を得てから撮影することが妥当とされ、主治医（検査医）は困惑していた。そして遺族からの不満や警察からの要望でAiの依頼があった場合は対応がより難しくなっていた。

放射線技師の対応もまちまちで主治医からのクレームや新人技師からの相談も多く寄せられ、どうすれば主治医（検査医）の負担を軽減し、よりスムーズな救急医療を提供できるかが重要であった。これらの問題を解決するためには診療放射線技師としての役割についても考えていくことが必要であった。まずAiについての勉強会や出張報告会を行い、病院の現状把握や全国で起こっている死因究明社会の現況、遺族から医療関係者へのニーズなどについて情報収集した。また2015年10月から開始された医療事故調査制度の概要についても放射線科技師間で情報の共有を行った。

●Aiにおける現状把握

一般的に死亡時医学検索は非侵襲性か侵襲性によって分けられ、時系列で解析すると体表目視による検案、Ai（非侵襲性）、解剖（侵襲性）の3本柱が想定できる[1]。現在日本の病理解剖率は2.7％と低迷しており世界の先進諸国の中で最低レベルにある。（REPORTED AOTOPSY RATES 1996では世界22ヶ国の中で最下位である。）原因は ①遺族感情に逆らう非人道的な検査であること。②病理解剖に費用が拠出されていない。③病理解剖に由来し、マンパワーや臨床現場での検査動機に乏しいことが上げられている[1]。Aiは単純X線検査やCT検査、MRI検査、超音波検査を使用する「死体の画像診断」である。従来の解剖制度に改変を加えることなくAiの制度構築は可能となっている。よって、被害者や遺族の心情に寄り添い死因究明のための体制と法制度を構築・整備していく上でAiは欠かすことの出来ない切り札という存在と思われる。2009年の段階でまとめられた日本医師会のアンケートによると2,500の病院のうち36％がAiを行っていると報告されている。またその年の10月にはガイドライン1版が刊行されている。

現状のAiの死因確定率はAi（CT検査）

のみでは非外傷性死因は約3割、外傷性死因は8割以上と言われている。非外傷性死因ではくも膜下出血、脳出血・大動脈解離、大動脈瘤破裂、外傷性死因では心破裂や大量腹腔内出血などである[13]。スイスのベルン大学のThaliはMRIまで加味すると非外傷性死因確定も6割以上に上昇すると述べている[1]。そして、病理解剖による死因確定は100%であるかの様な印象だが、解剖を施行しても死因不明症例は2～5%ほど存在する[12]。また、ある法医学者は20%ほど存在すると私見を述べている。

日本診療放射線技師会では死因不明社会からの脱却を目指したAiの重要性を報告しており、放射線技師にAiについて啓蒙活動を行い2008年にはAi活用委員会を立ち上げ、2010年にはガイドラインを作成している。またAi認定技師制度を設けてAiに対応できる診療放射線技師の育成を行っている。当院では2名のAi認定技師がおり、今後活動に協力していく予定である。

2015年10月より医療事故調査制度が施行された。この制度では「病院の管理者は医療事故が発生した場合には、遅滞なく当該医療事故の内容を医療事故調査・支援センターに報告しなければならない。」と記されている。そして医療事故の再発防止を目的に提言書を作成し、各々の病院が医療安全の熟成を図る目的がある。厚生労働省令で示されている調査方法には解剖やAi（死亡時画像診断）が含まれており、この制度が施行されてから5年が経過した今般、Aiの貢献度に注目したい。

2018年12月に妊娠期から出産後の成長過程まで支援が保証される社会の形成を目指した生育基本法が成立した。この中の重要課題である児童虐待については近年事件の検挙数が年々増加している。また、小児死亡数の1%は虐待死といわれている。Aiによる虐待診断の目的は身体損傷、特に骨折や頭蓋内出血の存在を示すことである。小児Aiについては児童虐待疑いの承諾書の取得を遺族が拒む場合があり小児科医の負担となっている。以前兵庫県でも小児Aiに対するモデル事業があり、参画できなかった経緯もあり今後小児Aiがスムーズにできるよう模索

していく予定である。

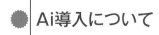

Ai導入について

Aiの目的や対象、遺族への承諾書、検査の流れ、撮影した費用の請求者、読影システムなどについて日本診療放射線技師会のガイドラインを参考にしてマニュアルを作成し、Aiの導入について救急医療運営委員会に報告した。まずは検査についての概要を説明し検査の流れを図式化

した。次に院内搬送と院外搬送に分けて系統だてて取り組むと共に撮影依頼書の整備や撮影に伴う汚染・感染防止の整備、画像の適切な管理、実施に係る費用の取り扱いなどを検討した。救急医療運営委員会のスタッフにはCPAOAで運ばれたときに関わる麻酔科医をはじめ、循環器医、脳外科医、整形外科医、看護師、医療事務員が関わっていた。これらのスタッフにAiについて意見交換しマニュアル内に取り入れた（**表2・3**）。その結果、救急部の主治医が依頼したCPAOA患者の死因究

表1　Aiの変遷

2003年	Ai学会　第一回総会
2007年	千葉大学医学部附属病院にAiセンター開設
2008年	日本診療放射線技師会　Ai活用検討委員会
2009年	日本放射線科専門医会　Aiワーキンググループ設置
	裁判員制度（一般市民が刑事裁判に参加）
2010年	厚生労働省「死因究明に資する死亡時画像診断の活用に関する検討会」
	日本診療放射線技師会　Aiガイドライン　第一版発行
2011年	Ai研修会　開催
2015年	医療事故調査制度　開始
2018年	生育基本法が成立

表2　Aiのフローチャート

依頼医からAiの申し込み
　（救急当直・事務当直）

放射線科
　日勤帯 CT室：休日時間外 当直室

検査の準備
　CT室へ搬送

CT検査施行

撮影後ご遺体は待機室（霊安室）

読影（PACSへ転送）
　（時間外の読影は遠隔読影）

同意書の取得
ご遺体の基本情報
氏名
生年月日
性別
ご遺体の情報（処置等）

受け入れ態勢の準備
搬送経路を整える

CT検査の準備
事務当直
必要時は守衛に協力要請

CT画像を転送　読影
結果は依頼医から説明

明がよりスムーズに遂行できるようになりスタッフからも好評である。そして現在Aiの窓口は医療安全管理委員会が担っている。

AiにおけるCT装置と撮影条件

当院ではキヤノン社製アクイリオン64列CTと320列CTの2台が稼働している。臨床機でAi検査を行う場合は、患者の動線を考慮する必要がある。院内死亡例の死後CTと生前CTの両者の画像比較をする際、CT装置の条件が異なれば画質に差異が生じてしまうため、臨床機と同様の撮影条件で検査している施設もある。しかし、検査時期（基本的には時間外）や感染対策を考慮して当院では救急外来や霊安室に近い場所にある64列CTを使用している。Aiガイドラインには上肢固定によるアーチファクトの低減は、管電流が高いほど回転速度が遅いほどコントラスト分解能は高くなるが、X線管の発熱による負荷の増大を踏まえておく必要があると記載されている[4]。大曽根は上肢のアーチファクト低減を目的とした最適上肢位置の検討を行っており、補助具を作製し最適化を行なっている[3]。当院でも出来る限り上肢の位置を心臓付近で体幹後方に、後腹膜付近で体幹前方に配置しアーチファクト低減を目指した検査を行っている。以下にAi（CT検査）の撮影条件を示す（表4）。この撮影条件は日本診療放射線技師会のガイドラインより被ばく線量が高く設定してある。ただ、小児虐待症例では骨幹端骨折の描出には撮影条件を高くする方がよいとする報告もあるため、画質を優先した撮影条件としている。今後は症例に応じて臨機応変に対応する予定である。

Ai画像の読影

読影システムについては当院の放射線科医が24時間体制で行っており、時間外には遠隔読影もしている。Aiについては主治医に確認後、急ぐようなら遠隔読影を放射線科医に依頼する。（基本的には急がない場合が多く、次日の日勤時間帯

に依頼する。）平成22年4月に、厚生労働省医政局長より医療スタッフの協働・連携によるチーム医療推進についての通知がなされ、診療放射線技師の業務拡大につながる事項「画像診断における読影の補助や放射線検査等に関する説明・相談について」が述べられている。Ai読影は通常の読影に死後変化や蘇生術後変化を捉えて考慮しなければならない。Ai読影に精通したAi認定放射線技師が一次読影するシステムが理想と思われる。今後は放射線科医の負担を軽減するために診療放射線技師として読影の補助が出来るように努力していきたい。

表3　Aiの適応と施行方法

1 適応		
	① 院内死亡例	1）入院中の患者が予期しない急変等でなくなられた場合 2）救急外来に搬送された患者を救命出来なかった場合 ＊上記において、警察または遺族からの要望があり、主治医もしくは 　救急担当医（以下「依頼医」）が必要と判断した場合に施行することとする。
	② 院外死亡例	警察等の外部からの遺体搬送によるAi依頼は対応しない。
2 施行		
	① 同意	警察依頼の場合 当院使用の承諾書を作成し、ご遺族への説明は警察が行う。 警察が関与しない場合 依頼医が説明を行い、ご遺族からの承諾書を取得する。
	② 費用	警察による依頼の場合…警察負担（警察関連死因法） ご遺族による依頼の場合…ご遺族負担 依頼医による依頼の場合…病院負担 ＊撮影料…3万円　読影料2万円（消費税別）
	③ 連絡体制	院内の連絡体制に準ずる。
	④ 検査時間	通常の診療に支障がないように調節し施行する。
	⑤ オーダー	CT検査…Ai専用オーダー（年齢によりオーダーを選択する。） 一般撮影…通常のオーダー（検査目的に「Ai」と記載する。）
	⑥ 待機場所	救急外来…感染症病棟もしくは霊安室 　　　病棟…病室もしくは霊安室
	⑦ 感染防御	標準予防策および検査機器にラミノールシーツを敷く。 可能であれば納体袋が望ましい。 汚染があった場合には0.05～0.1%次亜塩素酸ナトリウムで清拭する。
	⑧ 検査室	CT検査…第一CT室　　　一般撮影…救急撮影室
	⑨ 撮像方法	CT検査…原則「頭部～骨盤腔」 小児（15歳未満）は「頭部～下肢」（児童虐待を考慮） 一般撮影…児童虐待が疑われる場合は頭部2方向と全身1方向
	⑩ 画像保存	PACS保存
	⑪ 読影	撮影医が放射線科医師・技師に連絡する。
	⑫ 結果報告	依頼医が警察またはご遺族に行う。
	⑬ 報告	画像所見上、臨床的に問題がある場合は関連部署（医療安全管理委員会等）に報告する。
	⑭ 画像提供	診療録の開示に準ずる。

表4　Ai検査におけるCT装置の撮影条件（キヤノン社製 Aquilion 64列CT）

	頭部・頚部領域	体幹部～骨盤腔領域＊
有効視野（FOV）	S（240）	L（400）
管電圧	120kv	120kv
管電流（AEC）	SD＝2.5（3mm）	SD＝6（3mm）
回転速度	1.5	1.0
pitch factor	21（0.656）	21（0.656）
撮影スライス厚	32×1mm	32×1mm
再構成スライス厚	5mm	5mm
再構成関数	頭部・頚部標準＋骨条件	胸部・腹部標準＋肺野条件＋骨条件
3D/MPR用	0.5/0.3mm	1.0/0.8mm

＊小児の場合は全身（下肢）を撮影

● Ai症例

当院で行ったAiの症例を**図1**に示す。患者は来院時心肺停止状態（CPAOA）で搬送後、救急医からの依頼でAiが行われた。

● 終わりに

地域の救急医療支援病院でのAiの取り組みについて報告した。Aiはこの十数年に飛躍的な発展を遂げてきた。また、救

急医療の医療安全分野に於いてもAiは活用されつつある。当院の経営理念の中に地域への高度な救急医療の提供があり、それらを重要視しつつ医療安全分野の貢献を含め放射線科業務に取り組んでいきたい。そして今後はAi認定放射線技師として医療事故調査を含め医学や医療の発展を目標に地域医療に貢献したいと考えている。

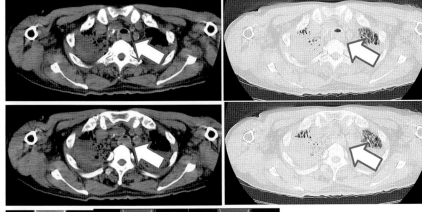
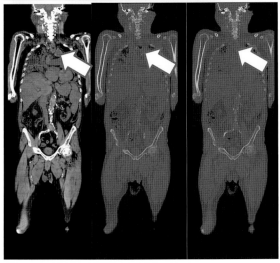

a	b
c	d
e	f	g

図1 （症例）
80才代男性
既往歴　COPD
呼吸状態増悪にて自宅にてCPA、生化学からは直接死因は特定できず
心エコー上からも明らかな所見はなし
Ai-CT
a〜d　横断像
e〜g　冠状断像（MPR）
（画像所見）
気管内液体貯留があり、嘔吐からの誤嚥窒息（←）によるものと想定された。

＜文献＞
1) 大友　邦ほか: オートプシー・イメージング読影ガイド. 文光堂, 2009
2) 今井　裕ほか: Autopsy imagingガイドライン第2版. ベクトル・コア, 2012
3) 大曽根敏彰ほか: Ai-CT撮影時における撮影条件の検討及び上肢アーチファクト低減を目的とした補助具の作成. Rad Fan 17(3): 42-45, 2019
4) 阿部一之ほか: Ai(Autopsy imaging: 死亡時画像診断)における診療放射線技師の役割. Ai検査ガイドライン公益社団法人日本診療放射線技師, 2017
5) 一般社団法人日本医療安全調査機構: 救急医療における画像診断に係る死亡事例の分析 2019年4月 医療事故の再発防止に向けた提言 第8号, 医療事故調査・支援センター
6) 厚生労働省死因究明に資する死亡時画像診断の活用に関する検討会: http://www.mhlw.go.jp/stf/shingi/2r9852000001j3al.html 2011
7) 厚生労働省 医療事故調査制度について: https://www.mhlw.go.jp/stf/seisakunitsuite/bunya/0000061201.html
8) 阿部一之ほか: 死亡時画像診断(Ai)におけるCT、MRIの実態調査班報告. 第41回日本放射線技術学会秋季学術大会(福岡市), 2013
9) 高橋善明ほか: 救急医療におけるAiの位置付けと読影. INNERVISION 32(1): 2017
10) 山本正二ほか: 平成25年度第一回死亡時画像診断(Ai)認定講習会テキスト. 日本診療放射線技師会
11) 井田義宏ほか: X線CT認定技師講習会テキスト第4版. 特定非営利活動法人X線CT専門技師認定機構
12) Milroy CM: The autopsy in cases of unascertained sudden death. Curr Diag Pathol. 13(5): 401-409, 2007
13) 塩谷清司ほか: 死後CT, 死後MRIを用いたオートプシーイメージングによる死因スクリーニング─その利点,欠点─. 大和証券ヘルス財団研究業績集, 2012
14) 厚生労働省: 医療事故調査制度に関するQ&A(Q13). http://www.mhlw.go.jp/stf/seisakunitsuite/bunya/0000061259.html

CLINICAL REPORT

● 市中病院での診療放射線技師の取り組み

筑波メディカルセンター病院　放射線技術科
茨城Ai研究会｜**田代和也**

● はじめに

当院は茨城県つくば市にある病床数453床の医療機関であり、救命救急センター、地域がんセンター等としての役割を担っている。また、茨城県からの委託を受けて、県内で発生した犯罪性のない異状死体の承諾解剖を本務とした筑波剖検センターを施設内に有している。当院は、開院した1985年より、体系的に死亡時画像診断(Autopsy imaging：以下Ai)での死因究明に取り組んできた。

34年の時を経た、2019年度のAi実績は以下の通りである。

・救急CPA（当院に搬送された来院時CPAのうち、救命できず、Aiを撮影した症例）：63例
・院内CPA（当院入院中に死亡し、Aiを撮影した症例）：19例
・警察依頼CPA（筑波剖検センターに搬送された警察より依頼を受けた症例）：341例

本稿は、救急CPA、院内CPAに関する内容を中心に、当院のAiにおける診療放射線技師の取り組みをご紹介する。

● 当院のAi実施環境

当院の救急CPA、院内CPAのAi撮影は、臨床CT装置を用いて、全診療放射線技師44名で24時間対応している。一方で警察依頼CPAは、地下1階の剖検センター横に設置されているAi専用CT装置を用いて、専属の6名（以下、チームAi）でオンコール対応している。警察依頼CPAでは、MRIを撮像することもあり、チームAiが日勤のMR業務後に撮像している。チームAi 6名のうち、Ai認定診療放射線技師は2名在籍している。**図1**に当院の救急CPA、院内CPAのCT実施の流れを示す。

● チームAiの取り組み

① 死亡時医学検索推進会議への参加

院内で死亡した患者の死因が明確でない場合に、Aiの撮影や、病理解剖の積極的な活用を推進するために、2018年9月から月1回の頻度で行っている会議であ

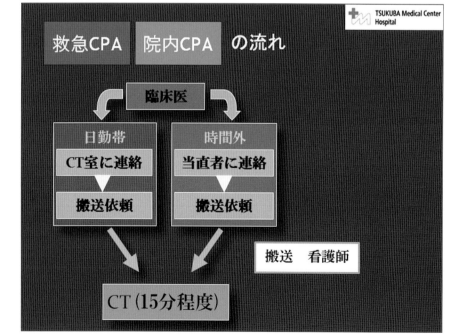

図1　救急CPAと院内CPAのCT実施の流れ

る。話し合いの内容は、

・前月の救急CPAおよび院内CPAのAi施行率と病理解剖率の確認
・Aiを撮影し、病理解剖も行った症例についてのディスカッション
・Aiや病理解剖を施行しなかった症例に対する意見交換や、対策方法

などである。

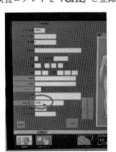
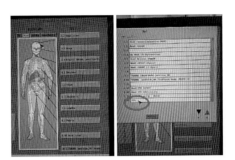

I：患者登録

・RISからオーダーを転送し、検査コメントを『CPA』と登録する。

II：プロトコルセレクション

・Head＋scout → CPAを選択。

III：撮影範囲

① **Head recon**：頭部全体をconventional scanで撮影。

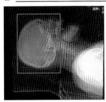

☆ recon 1：軟部条件
☆ recon 6：骨条件
☆ recon 7：thin slice 軟部条件

図2　撮影・処理マニュアル　　➡巻頭カラー参照

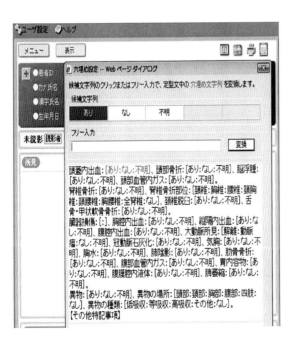

図3　画像所見のチェックシート
項目ごとにひとつずつ選択していく。
このチェックシートでは伝わり切らないことや、患者の背景などについては、追記して記載する。

診療放射線技師は、Aiや病理解剖率の集計、画像所見の解説や、ディスカッションへの参加に携わっている。参加者は、救急医をはじめとした臨床医、病理医、看護師、臨床検査技師、診療放射線技師などである。

② 救急カンファレンスへの参加

毎週の救急CPA症例を振り返り、Aiと死因との乖離の有無や、救命処置が適切であったかを議論する。診療放射線技師は、救急医から直接背景などを聞いて、画像所見について意見を述べたり、Ai専門の放射線科医が読影済みの場合は、その結果を報告したりしている。このカンファレンスは、救急医と診療放射線技師のコミュニケーションの場となっており、救急医とCT撮影の議論も行われる。参加者は、救急医、診療放射線技師、事務員などである。

③ 院内CPC（Clinico-pathological conference）への参加

病理解剖症例を元に医療行為を振り返るためのカンファレンスである。

診療放射線技師は、該当する症例でAiを撮影している場合、その画像所見の解説を行う。また、Ai画像についての簡単なレクチャーを行うこともある。患者の経過や病理解剖の結果を詳細に知ることができ、我々診療放射線技師の学びの場でもある。参加者は臨床医、病理医、臨床検査技師、診療放射線技師などである。

④ Ai実施環境の整備

撮影・処理マニュアル（**図2**）の作成や、画像所見のチェックシート（**図3**）の作成、更新などを行っている。救急CPAや院内CPAは、当院の診療放射線技師全員で対応しており、チームAiが撮影や処理をしないことも多い。そのため、マニュアルには撮影の方法や、搬送、感染防止対策などについて、事細かに記載している。撮影マニュアルの項目は以下の通りである。

・具体的な撮影方法、撮影範囲
・検査時の注意事項
　1）搬送
　2）感染防止対策
　3）証拠保全
・読影の流れ
・一次読影を行う際の注意点

⑤ Aiの一次読影

当院の特徴的な対応として、撮影した救急CPA、院内CPA、警察依頼CPAのすべてのAi症例に対して、Ai専門の放射線科医が読影する前に、診療放射線技師であるチームAiが一次読影を行っている。以前は、撮影を行ってから、放射線科医が来院する週末の読影までに、約1～2週間の遅延が発生していた。しかし、2016年4月以降、診療放射線技師の一次読影が間に入るシステムに変更し、撮影当日もしくは遅くとも2日後には一次読影を行っている（図4）。一次読影には画像所見のチェックシートを用いており、所見を見逃すリスクを小さくする目的で運用している（図3）。一次読影の段階で、Ai画像から考えられる死因と死亡診断書（死体検案書）とに疑問がある場合は、担当医に相談している。Ai画像は、死因以外にも死後変化や蘇生術後変化など多くの修飾要素が含まれているため、診療放射線技師が正確な所見を迅速にピックアップし、Aiを専門としない臨床医にそれを伝えることで、一定の役割を果たせている。

● チームAiの読影の精度

一次読影による補助は、あくまでも画像診断の補助であるが、平成22年の厚生労働省医政局長通知でも、診療放射線技師による読影補助は積極的な活用が望まれている[1]。

そこで我々は、当院の一次読影の結果とAiを専門とする放射線科医の読影結果がどのくらい一致しているのかを調べ、2018年の日本診療放射線技師会学術大会で報告をした[2]。

調査期間は2017年4月1日～2018年3月31日の1年間である。

当院の救急CPAのうち、診療放射線技師の一次読影がされている全83症例（79.8%）を対象として調査を行った。そして、診療放射線技師の一次読影とAiを専門とする放射線科医の読影との一致率を調査して、一致、一部一致、乖離の3群に分けて評価を行った。

その結果、放射線科医の読影結果を正解としたときの死因の内訳は、多い順から心原性、外傷、大動脈解離、肺炎…と続いた（図5）。そして、放射線科医の読影結果との一致率は、一致70%、一部一致12%、乖離18%となり、一致と一部一致を正解とした場合の一致率は82%であった（図6）。

一致率が高い死因としては、外傷、大動脈解離、大動脈瘤破裂が挙げられた。一方で、一致率が低い死因としては、大動脈解離の疑陽性や、心筋梗塞による心筋破裂、血栓塞栓症、溺没の疑陽性、急性左心不全が挙げられた。

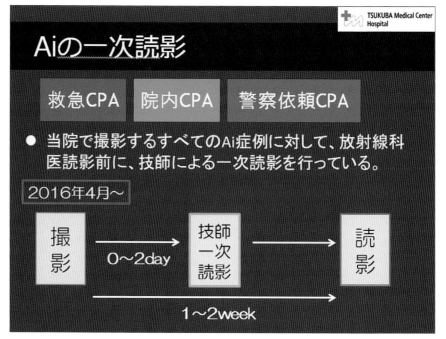

図4　Ai読影までの流れ

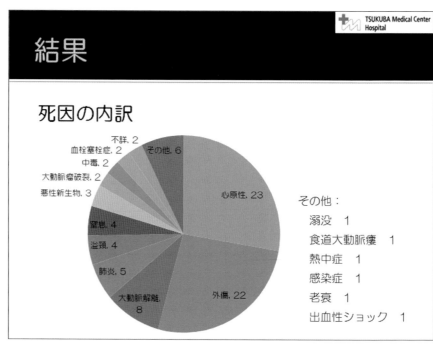

図5　放射線科医の読影結果を正解としたときの死因の内訳（2017年4月～2018年3月）

➡巻頭カラー参照

Aiにおいて診療放射線技師による一次読影は有効か

放射線科医との一致率の82％を高いと捉えるか、乖離の18％に着目するかは議論の余地があるが、私は診療放射線技師による読影補助に一定の社会的ニーズがあると考えている。

日本の放射線診断専門医は約5,600人で、人口100万人当たりのCTおよびMRIの装置数に対するその数は、他国と比較して圧倒的に少ない。そのため、日本の放射線科医は、臨床画像の読影で多忙を極め、Aiの読影は困難であり、Aiの専門家も少ない。この状況で日本の放射線科医がすべてのAi画像を読影するのは現実的でない。一方で、日本の診療放射線技師は全国に約7万人いる。したがって、Aiの読影補助を診療放射線技師が行うことで、犯罪の見逃し防止に寄与できるのではないかと考える。これは、診療放射線技師の社会的ニーズや公益性の向上につながる。

診療放射線技師によるAiの読影補助を達成するためには、教育が必要不可欠であり、Ai認定講習会や、地方のAi研究会が大きな役割を担う。

なお、当院の一次読影による診療放射線技師の取り組みについては2016年10月に韓国で開催されたInternational Society of Radiographers & Radiological Technologists（ISRRT：国際放射線技師会）のポスター発表にて最優秀賞を受賞している[3]。

今後の展望

ここまで当院でのチームAiの取り組みをご紹介してきた。当院は、開院当初よりAiを実施してきたことから、既に院内コンセンサスがある程度得られている点[4]、Ai専門の放射線科医が読影を行っている点で、Aiを実施するための環境に恵まれている。

今後、我々に課された課題は、Aiをさらに飛躍させるための学術的エビデンスの発信や、Aiが一般化していない施設のモデルになり、助言を与えることにある。そのひとつが茨城Ai研究会等の地方研究会であり、今後も茨城Ai研究会は1年に2回のペースで茨城県警察や他施設とも協力しながら実施していく予定である。

また、当院は2019年5月に設立したThe Japanese Society of Autopsy imaging and Technology（JSAiT：日本オートプシー・イメージング（Ai）技術研究会）[5]の事務局施設である。JSAiTの趣旨は、「最新の知見とAi撮影技術等の最適化と情報共有を図ることにより、会員相互の学術交流と研鑽を目指す。さらに国際的な学術団体と連携を図ることでInternational Association of Forensic radiographer（IAFR）in Japanとして社会貢献に努めていく（設立趣意書より一部抜粋）」ことにあるが、事務局としての役割も担いつつ、研究会の発展に注力することで、日本のAi技術の向上や情報発信に貢献していきたい。

院内の今後の見通しは、最近論文発表を行ったFused CT[6,7]をはじめとした研究活動を進めつつ、教育中の2名の人材育成や、引き続きAi実施の環境整備を推し進めていく。

当院では、医療事故調査制度関連のAi撮影はまだ1例しか経験がないが、今後、死亡時医学検索推進会議をより活発化していくことで、救急CPAと院内CPAのチェックを漏れなく行っていけると考える。今後もAiを適正に実施することで、遺族に寄り添った医療を提供していきたい。

謝辞

本稿を終えるに当たり、執筆の機会を与えてくださった聖隷富士病院放射線科部長塩谷清司先生、茨城県立医療大学放射線技術科学科小林智哉先生、日頃よりAi業務でお世話になっております筑波メディカルセンター病院救急診療科阿竹茂先生、同剖検センター早川秀幸先生、チームAiをはじめとする放射線技術科の皆様にこの場をお借りして深謝いたします。

＜文献＞
1) 厚生労働省：チーム医療の推進について―チーム医療の推進に関する検討会報告―. 2010. https://www.mhlw.go.jp/shingi/2010/03/s0319-9.html
2) 田代和也ほか：当院の死亡時画像診断における診療放射線技師の一次読影と放射線科医読影結果の関係. 第34回日本診療放射線技師学術大会. 日本診療放射線技師会雑誌 65, 1051, 2018
3) 染谷聡香：女性診療放射線技師のリアルライフ. Rad Fan 18(7): 21-23, 2020
4) 田代和也ほか：死亡時画像診断(Ai)に関する当院診療放射線技師の意識調査：他の2施設調査との比較. 日本診療放射線技師会誌 62: 929-934, 2015
5) 日本オートプシー・イメージング(Ai)技術研究会. https://japan-ai-technology.amebaownd.com/
6) Kobayashi T et al: Fused CT-Improved image quality of coronary arteries on postmortem CT by summation of repeated scans. Forensic Imaging 22: 200386, 2020
7) Kobayashi T et al: Noise reduction effect of computed tomography by image summation method (fused CT). Phantom study. Forensic Imaging 23: 200418, 2020

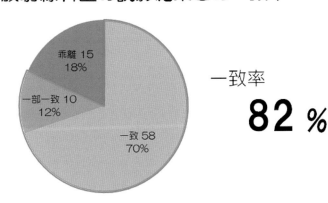

図6　当院の診療放射線技師の一次読影と放射線科医の読影結果との一致率　➡巻頭カラー参照

CLINICAL REPORT

● 群馬県立小児医療センターにおける死後MRIの活用

群馬県立小児医療センター技術部放射線課｜佐々木　保

小児、特に新生児や乳幼児はCTではコントラストがつきにくい。一方MRIは軟部組織コントラストに優れ小児では特に有用である。これは小児Aiにおいても同様で、その対象はCTでは診断が難しい新生児・乳幼児が多い。我々の施設では「小児AiにMRIは必須」と考えAi開始当初から死後MRIをルーチンとして実施してきた。2010から2019年で全Aiの77.1％で死後MRIを実施している。

Contrast is difficult to obtain with computed tomography (CT) in children, especially newborns and infants. Conversely, magnetic resonance imaging (MRI) provides excellent soft-tissue contrast and is particularly useful in children. This is also true for pediatric autopsy imaging (Ai), in which CT is often difficult to use for diagnosis in newborns and infants. We believe that MRI is essential for pediatric diagnostic Ai, and have been performing postmortem MRI as a routine procedure since the beginning of Ai. MRI was utilized in 77.1% of all Ai cases from 2010 to 2019.

● はじめに

当院は群馬県渋川市に位置する病床数150床、標榜科16科、職員数約350名、小児3次救急対応の中規模病院である[1]。放射線部門は放射線科医1名、診療放射線技師11名で業務を行なっている。2010年より本格的にAi（オートプシー・イメージング：死亡時画像診断）を開始し10年が経過した。これまで当院では死後MRIを必須と考えAiを実施してきた、その実績と取組みについて述べる。

● 日本の小児の死亡

厚生労働省：令和元年（2019）人口動態統計月報年計（概数）の概況によれば[2]、2019年の日本の全死亡数は1,381,098人、15歳未満の死亡数は3,124人で死亡全体の0.2％である。このうち生後1年未満の乳児期死亡1,655人で小児期死亡の52.9％、さらに生後28日未満の新生時期死亡755人で24.2％と1歳未満までの死亡の割合が77.1％と非常に高いことが小児死亡の特徴である。さらに死産19,499人、周産期死亡10,454人となる。これらが小児のAiの対象となる[3]。

● 日本のAi検査モダリティの現状

日本診療放射線技師会Aiガイドラインによれば、日本におけるAiの検査手法はほとんどがCT撮影である[4]と示されている。またMRIは軟部組織のコントラストに優れ心筋梗塞・脊髄損傷、筋挫傷、骨挫傷、小児奇形などに有効である一方でMRIは、撮影範囲が全身に及ぶと撮影時間が長時間になるため、CTを補足するように使用することが望まれる[5]とも示されている。同ガイドラインの実態調査結果[6]では223施設のAiで使用した検査モダリティはCTが83.5％、MRIが4.1％とほとんどがCT装置で行なっている。小児のAiを経験している施設に限ればMRIは6.9％とAi全体に比べ割合は僅かに高くなっている。日本のAiにおいてはCTが主でありMRIは補助的に実施されているのが現状と推測される。

● 当院の実績

1. 死亡・Ai実施数、割合

Aiを開始した2010年から2019年の実績は院内死亡250例であり内訳は死因検索（＋）132例（52.8％）、死因検索（－）118例（47.2％）である。検索方法はAi単独105例（79.5％）、解剖単独6例（4.5％）、

Aiと解剖実施21例(15.9%)で全Ai 126例である。

これまで警察依頼の症例及び医療事故調査制度の対象となった事例はない。

死因検索実施例ではAi単独の割合が非常に高く、ご遺体を傷つけたくないという心情からAiの方が遺族の了承を得やすいと推測できる。仮にAiの選択肢がない場合、当院における死因検索は1割程度しか実施されない可能性となりAiは重要な役割を果たしていると考えられる。

死亡数に対するAi実施率の推移を**図1**に示す。開始初年度は(11月開始のため)20.0%であったがその後2015年には76.5%、平均で50.0%の実施率である。

2. Ai検査モダリティ

Ai開始当初よりCTだけでなく、MRIも合わせて実施してきた(**図1**)。運用上の困難さはあるが全Aiの77.1%の97例で死後MRIを実施している(**図2**)。この高い死後MRI実施率が当院の特徴でありAiはCTとMRIがルーチンとなっている。

3. Ai実施年齢・体重割合

生後3日までが38.9%(死産児、出生当日死亡が26%)で、新生児(生後28日未満)が全体の50.0%と高くなっているのが特徴である。また新生児と乳児(28日〜1歳未満)を合算すると全体の76.2%と、前述した日本の小児の死亡データが当院のAi実施年齢にも反映されている。

実施体重は年齢が体重にも反映した形となっており5,000gまでで全体の80.0%となっている。また通常のCTやMRIでは検査対象とならない極めて小さい500g以下や1,000g以下の体重でも実施対象となるのが小児Aiの特徴である(**図3**)。

4. Ai依頼科・臨床経過

依頼科の割合は新生児科、産科、循環器科で75.5%をしめており、新生児科は半数が生後3日以内の死亡、産科は死産児、他科は約8割が急変によるものであった。

5. 実施時間帯

Ai実施時間帯は業務時間内が35.7%、業務時間外が64.3%と夜間休日の業務時間外の割合が多い。

6. Ai実施までの死後経過時間

死後経過時間1時間以内が8.1%、2時間以内38.7%、3時間以内が25.8%、4時間以内が11.3%である。他施設との比較ができないが4時間までに84.9%を実施しており可能な限り速やかに対応するよう運用上の努力の成果もあると考えている。またMRIでは温度変化に伴う信号変化がみられるが、これまで常温保存された状態であり極端な低温のご遺体は経験していない。

● 運用方法

1. Ai実施時間調整

死亡確認後、担当医が遺族にAiの説明同意を得て同意書を作成する。Ai総検査時間は120〜150分程度となる場合もあり、ご遺族への待ち時間の説明も重要である。担当医は放射線課に連絡し、Ai検

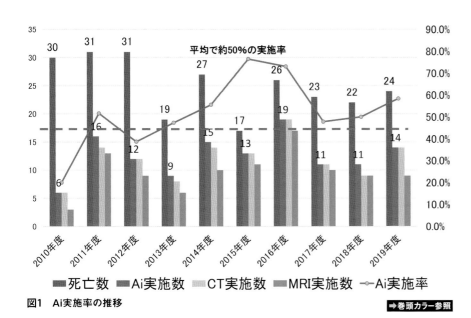

図1　Ai実施率の推移

➡巻頭カラー参照

凡例：■死亡数　■Ai実施数　□CT実施数　■MRI実施数　○─Ai実施率

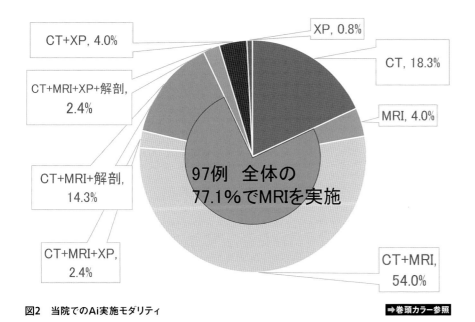

図2　当院でのAi実施モダリティ

➡巻頭カラー参照

円グラフ内ラベル：
- CT+XP, 4.0%
- XP, 0.8%
- CT, 18.3%
- CT+MRI+XP+解剖, 2.4%
- MRI, 4.0%
- CT+MRI+解剖, 14.3%
- CT+MRI+XP, 2.4%
- CT+MRI, 54.0%
- 97例　全体の77.1%でMRIを実施

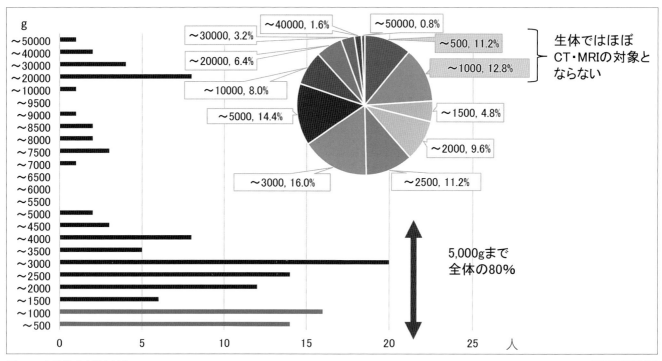

図3　Ai実施体重度数と割合

➡巻頭カラー参照

128列　マルチスライスCT
管電圧120 kV
収集：0.6 mm×128，ピッチ0.35，回転時間1 sec
再構成：3 mm+0.75 mm TRA→COR/SAG　3D
上限mAs値
≦0.5kg　200
≦1kg　　300
≦2kg　　600
≦3kg　　800
＞3kg　 1000

1.5T　MRI
頭部
1.SAG:T1W(SE)　2.TRA:T2W(TSE)　3.TRA:T1W(IR)　4.TRA:FLAIR(IR)
5.DWI　6.COR:T2W
頚部～体幹部
1.TRA:T2W(TSE)　2.TRA:T1W(TSE)　3.COR:T2W(TSE)/STIR
4.COR:T1W(TSE)　5.TRA:T2W(FFE3D)　6.DWI

図4　装置と撮影条件

査オーダーを発行する。CT・MRI装置は専用装置ではなく、それぞれ1台の臨床機を使用するため、担当医、放射線科医、診療放射線技師と相談し検査時間の調整を行なう。業務時間内では予約検査を優先に依頼があった時点でなるべく速やかに対応するよう努めている。小児のCT、

MRIの検査の多くが鎮静下で行なうため、予定どおり検査が進まないこともあり、平日の日勤帯の場合は時間調整が容易ではなく遺族に待機をお願いせざるを得ないこともある。それでも35.7％を業務時間内に実施可能としている背景には当院の規模と検査数、独特の検査予約方法に

ある。運用として当院では予約検査は1件1件、患者状況・検査内容・鎮静等を依頼医と放射線課の担当者とで確認し把握した上で検査予約を受けている。

夜間休日の時間外の対応はMRIのオペレーターの呼出しを要する場合もあり、人員の体制が整い次第開始する。

2. 人員体制・時間・費用

Ai対応人員は8名でCTは全員対応可能である。MRIは4名、うち2名のAi認定診療放射線技師で対応している。CT＋MRIを基本とし必要に応じて単純X線撮影を追加している。Aiは証拠保全のため原則、死後処置・エンゼルケアをせずに実施する。MRI室への金属持込み防止のため①単純X線撮影②CT③MRIの順番で撮影している。費用は病院負担で特別な手当等の支給はない。

3. 装置撮影・条件等

死後CTは被ばくを考慮しないため装置性能を考慮した高線量撮影で実施する。但し500～1,000g程度の小被写体に過度な大線量はリング状アーチファクト発生の原因となる。そのためファントムを用いた検討により上限値を設定している。

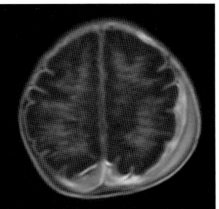

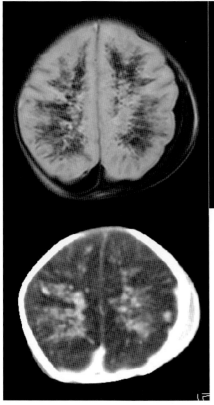

図5　頭部症例
a　MRI T2W
b　MRI T1W
c　CT

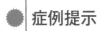

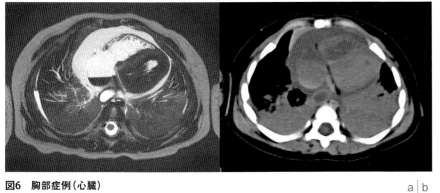

図6　胸部症例（心臓）
a　MRI T2W
b　CT

a｜b

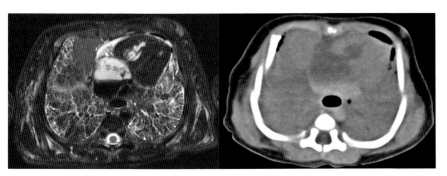

図7　胸部症例（肺）
a　MRI T2W
b　CT

a｜b

　MRIは臨床条件を基本に高精細・高SNR化して条件を設定しているため死後MRIだけで90〜120分程度を要している。Aiの特徴として体動・臓器の動きによる画像のぼけの影響がなく時間をかけて撮影することで生体よりも高精細な画像を取得することができる。MRIは一度の撮像範囲が限られるが新生児や乳児は一度で体幹部全体を撮像でき、成人と比較して短時間で撮像可能である[1]。
　装置・撮影条件を(図4)に示す。

● 症例提示

1. 頭部

　図5は体重1,700g、出血を伴う静脈性の脳梗塞の症例である。

2. 胸部（心臓）

　図6は体重7,200g、心筋障害の症例である。心嚢液の貯留はCTでも判別できるが心筋のMRI信号変化はCTでは判別困難である。

3. 胸部（肺）

　図7は体重2,500g肺病変の画像である。CTではびまん性の含気低下により細かい所見がほとんど判別できない。MRIで間質の変化が詳細に描出されている。

4. 腹部（肝）

　図8は2と同症例。CTでは肝内血管の狭細化、肝内の信号異常を判別することが困難であるがMRIでは明瞭に描出されている。

● 当院での取組み

　当院ではAi開始当初よりCTだけでなくMRIも合わせて実施してきた。その大きな要因として小児画像診断に精通した放射線科専門医の存在がある。我々は日常診療の小児画像診断でMRIの有用性を実感しておりAiでも同様に有用であると考え、死後MRIをルーチンとして組み込んだ。当院の診療放射線技師は「小児AiにMRIは必須」、「患者・遺族にとっての

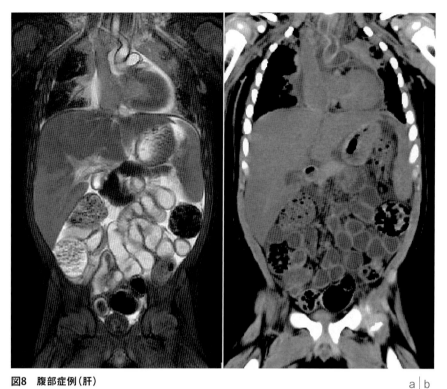

図8 腹部症例（肝）
a MRI T2W
b CT

a | b

ていないが医療事故調査制度においても死後MRIは大きな役割が期待できる。

　死後MRIを実施するために施設個々の運用面のハードルをクリアすることは容易ではないと推察される。しかし日本はCT同様MRIも世界一の装置保有国である[8]。今後、特に小児Aiにおいてはこの環境を活かし死後MRIが普及することを期待したい。

<文献>
1) 都丸健一 ほか: 群馬県立小児医療センターにおけるAi－現状・課題・MRIの有用性. INNERVISION32. 12-15. 2017
2) 厚生労働省: 令和元年（2019）人口動態統計月報年計（概数）の概況 https://www.mhlw.go.jp/toukei/saikin/hw/jinkou/geppo/nengai19/dl/gaikyouR1.pdf
3) 公益社団法人日本診療放射線技師会: 2019年度死亡時画像診断（Ai）認定講習会テキスト. 49, 2019
4) 公益社団法人日本診療放射線技師会: Ai（オートプシー・イメージング: 死亡時画像診断）における診療放射線技師の役割－Ai検査ガイドライン－. 11, 2017 http://www.jart.jp/news/tclj8k0000000ww0-att/Aiguideline_170310.pdf
5) 公益社団法人日本診療放射線技師会（編）: Ai（オートプシー・イメージング: 死亡時画像診断）における診療放射線技師の役割－Ai検査ガイドライン－. 13, 2017 http://www.jart.jp/news/tclj8k0000000ww0-att/Aiguideline_170310.pdf
6) 公益社団法人日本診療放射線技師会（編）: Ai（オートプシー・イメージング: 死亡時画像診断）における診療放射線技師の役割－Ai検査ガイドライン－. 21-23, 2017 http://www.jart.jp/news/tclj8k0000000ww0-att/Aiguideline_170310.pdf
7) 小熊栄二: 小児死亡時画像診断の現在と未来. 日本小児放射線学会雑; 36（1）: 24-34, 2020
8) 厚生労働省: 第3回医療計画の見直し等に関する検討会資料2. 医療機器の配置及び安全管理の状況等について https://www.mhlw.go.jp/file/05Shingikai-10801000IseikyokuSoumuka/0000130336.pdf

最後の画像」という共通認識を持って撮影に取組んでいる。

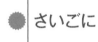

さいごに

　小児、特に新生児や乳幼児は体格が小さく生理的コントラストが低い。脂肪が少なく単純CTでは十分なコントラストがつかない[3]。近年の報告ではCTと比較してAiにおけるMRIの有用性が示されているが費用や検査時間の面でMRIの普及は難しいとされている[5,7]。一方、小児Aiの対象となるのは当院の実績で示すようにCTでコントラストがつきにくい新生児、乳幼児が多い。死因究明のため死後MRIを施行することは小児Aiでは非常に有用な情報を提供できることをこれまでの経験で実感している。

　当院ではこれまで該当の事例は経験し

獣医療におけるAiの現状と将来

麻布大学獣医学部 | 山田一孝

CLINICAL REPORT

　獣医療ではこれまで亡くなった動物にAiを実施するという発想はなかった。病理解剖を行うことはあっても、死んでからわざわざ費用をかけて画像診断検査を実施する理由がなかったからである。また動物の場合は、そもそも病理解剖が必要となるケースは少ない。街の動物病院で悲しみのどん底にいる飼い主さんに「亡くなったワンちゃんを解剖します」と言ったら、飼い主さんは怒ってしまうだろう。

　しかし、昨今状況が変わりつつある。放牧中のサラブレッド育成馬を、ハンターが鹿と間違えて撃ち殺してしまったという痛ましい事件があった。一方で、誤射したとみせかけて、実は保険金が目的だったという事件があった。犯罪に巻き込まれる動物が存在し、死因が不明であれば、死因を究明すべく「法獣医学」という新しい学問の出番であろう。道路でゴミ袋をつつくカラスは、住民にとっては害鳥である。しかし、そのカラスを殺してしまうと鳥獣保護法で罰せられることはご存じだろうか。一度に大量のカラスが死んでいれば不審死を疑うが、これが自然死なのか、不審死なのかの検証には、死因の究明が必要である。

　獣医療における死因究明とAiの適用例を、以下に紹介する。
1. 獣医療における臨床経過の確認
　1）伴侶動物
　2）産業動物
2. 経済的価値の高い展示動物
3. 法獣医学の適用と考えられる動物
　1）絶滅危惧種動物
　2）動物虐待を疑う症例
　3）警察からの死因鑑定依頼動物

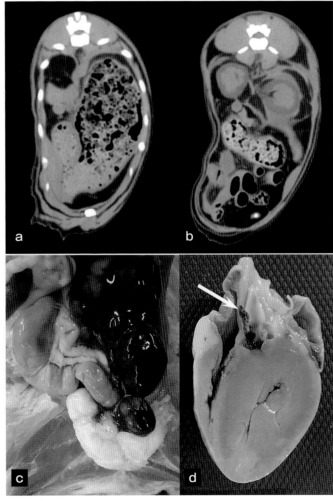

図1　雑種猫のCT像および病理解剖写真
a　胃内に多量の食塊が確認されたことから、食後まもなく急死したと推定された。
b　CTで左腎周囲の後腹膜腔の出血所見。
c　病理解剖で後腹膜の血腫が確認された。
d　大動脈血栓が認められたが（矢印）、塞栓症は確認されなかった。

➡巻頭カラー参照

獣医療における臨床経過の確認

1. 伴侶動物（図1）

6歳の猫が、早朝に入院ケージ内で死後硬直の状態で発見された。（動物病院では通常24時間の監視体制はとられていない。）この症例は、3日前に一過性の虚脱を示し、心エコー検査により肥大型心筋症と診断されていた。臨床経過から、肥大型心筋症による血栓症が死因と考えられた。Ai-CTでは、胃内に大量の食塊があり、前夜の給餌後に急死したと推定された。また、左腎周囲に出血が確認された。病理解剖では、後腹膜腔出血と大動脈血栓が確認されたが、塞栓は認められなかった。そのため直接的な死因は、肥大型心筋症による血栓塞栓症ではなく、抗血小板薬による後腹膜腔出血の失血死と判断した。予めAi-CTで後腹膜腔の出血を把握していたことでスムーズな病理解剖が実施できた。

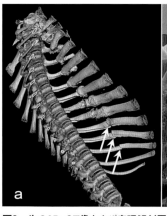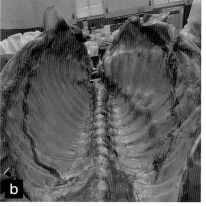

図2　牛の3D-CT像および病理解剖写真
a　第9、10、11肋骨の骨折（矢印）は、仮骨が形成されておらず、頭側の肋骨・骨折とは異なる時期に受傷したと考えられた。
b　病理解剖で肋骨骨折が確認された。
→巻頭カラー参照

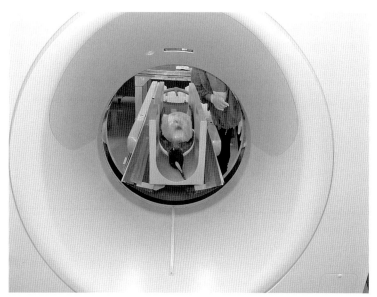

図3　キングペンギンのAi-CT検査風景
獣医療のCT検査は、動物の不動化のため全身麻酔を施行して行う。Aiは全身麻酔を施行する必要がないので、診療でのCT検査とは段取りが異なる。
→巻頭カラー参照

2. 産業動物（図2）

生後から呼吸器症状を示していた1ヶ月齢の交雑種子牛が予後不良と判断され、安楽死が選択された。（産業動物の獣医療では、治療にかかる経費と生産性のバランスを考慮して、動物に対して安楽死を行うことがある。）大学附属動物病院では、病態解明のために安楽死した産業動物の病理解剖を行う。CTのガントリーに入る大きさの子牛に限ってではあるが、スムーズな病理解剖につなげるためAi-CTを実施することがある。この症例は、肋骨骨折の治癒の違いから、異なる時期に強い衝撃が加わっていたと考えられた。牛は産業動物であるがゆえ、生産者が家畜を虐待するとは考えられない。古い骨折は分娩介助時に生じたもので、新しい骨折は床で滑って転倒したと考えられ、いずれも不適切な飼養管理によるものである。農家さんに解剖の写真を見せるのは気が引けるが、3D-CTであればこの牛に何が起きていたのかの説明は簡単である。

経済的価値の高い展示動物（図3、4）

競走馬候補のサラブレッドとともに、動物園や水族館で展示されている動物も経済的価値の高い動物である。水族館で死亡したキングペンギンにAi-CTを実施したところ、気嚢の縮小、肺の浸潤像、気嚢内結節および気嚢膜の肥厚が観察された。これらの所見から呼吸器疾患が疑われ、ペンギンが罹患することの多いアスペルギルス症が、死因リストに挙がった。病理解剖と真菌培養およびPCR検査により、アスペルギルス症と確定診断された。また、このAi-CT所見で、病理解剖担当者に対してバイオハザードの注意を伝えることができた。

法獣医学の適用と考えられる動物

1. 絶滅危惧種動物

絶滅危惧種動物にAiを適用した報告がある（Thali et al: Forensic Sci. Int.171, 63-66, 2007）。スイスの北西アルプス

地方ジュラ山に生息するオオヤマネコは、幻のオオヤマネコとも呼ばれる絶滅危惧種である。生息頭数は日本の西表島に生息するイリオモテヤマネコと同程度の100頭前後で、スイス連邦森林農業省によって保護されている。このオオヤマネコが、スーパーマーケットで買い物袋に詰められた状態で発見された。外見の銃創から、銃で撃たれたことは明らかであったが、銃弾が体内に残っているか、否かはわからなかった。あるのかないのかわからない銃弾を病理解剖で探すのは至難の業である。X線撮影により、反跳した銃弾が体内から検出された。また、Ai-CTでは肩甲骨と脊柱に貫通した損傷が認められ、骨損傷の大きさから銃の種類を絞ることができた。

2. 動物虐待を疑う症例（図5）

動物虐待をした飼い主さんが、虐待された動物を動物病院に連れてくるだろうか？ という疑問があるかもしれない。

家族が帰宅すると飼い犬が怪我をしていた、という事例があった。留守番をしていた家族に「何があったか？」を尋ねても、「心当たりがない」との返事であった。留守番をしていた家族は、日頃犬を可愛がっていない。どうも様子がおかしい？ という症例に遭遇したことがある。

図5に示す症例は、公園でうずくまっていたところを保護された子犬である。恒常的な動物虐待を受けて遺棄されたと考えられた。この子犬は生きていたが、死亡した状態で発見されていれば、Aiで動物虐待を疑う所見を提供していたのであろう。

3. 警察からの死因鑑定依頼動物

警察から動物愛護管理法の法律違反被疑事件として、獣医系大学に不審死動物の死因鑑定が依頼されることがある。死因鑑定の目的は、動物が「自然死か？」「事故死か？」「虐待死か？」の判断である。警察からの依頼は、Aiではないのであるが、病理解剖前に画像検査の情報があればスムーズな解剖につながることは司法解剖と同じである。

今のところ、獣医療では警察からの不審死症例に対してAiを行う体制は整っていない。（筆者が勤務する麻布大学では、病理医との連携がとれている。）発見時から死体の体位変換が容易に起こりうる状況では、血液就下はマスクされてしまう可能性があるし、死体の保管方法も様々である。死因鑑定の受け入れ体制も含めてマニュアル化しなければならないことが多く、言い換えるとマニュアル化する余地しかない現状である。行政と獣医系大学が連携した不審死動物に対するAi検査体制の整備が必要である。

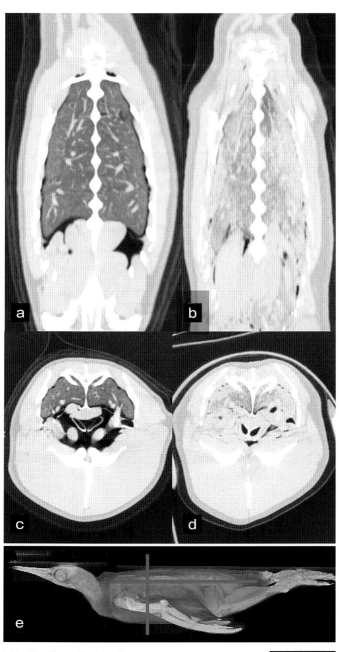

図4　**キングペンギンのCT像**　➡巻頭カラー参照
　　a、c　正常
　　b、d　死亡個体
　　　e　背面断と横断の断層画像部位
肺の浸潤像（b）と気嚢の萎縮（d）から、呼吸器系の異常が示唆された。Ai-CTでペンギンに発症の多いアスペルギルス症が死因リストに挙がり、PCR検査で*Aspergillus fumigatus*の塩基配列が確認された。

獣医療における
Aiの将来

『「親切な人に見つけてもらってね」優しそうに聞こえてもこれは犯罪者のセリフです』この電車の吊り広告や新聞広告を見かけたことがある人はいるだろうか。これは、日本動物愛護協会の広告である。2020年6月に施行された改正動物愛護管理法は、犬や猫などの愛護動物の殺傷に対する罰則が「2年以下の懲役または200万円以下の罰金」から「5年以下の懲役または500万円以下の罰金」に、虐待は「100万円以下の罰金」から「1年以下の懲役または100万円以下の罰金」に引き上げられた。

動物虐待の摘発件数は増加している。これは、法改正により、獣医師は虐待症例に遭遇した際に通報する義務が生じたためである。もちろん飼い主が「動物を虐待しました」と言うことはなく、飼い主さんに向かって「虐待しましたか？」と聞く獣医師もいない。獣医師は疑わしい所見があっても、本当に動物虐待があったのか、確証がもてない。確たる証拠もなく警察に通報することは、大切な顧客である飼い主を失うことにつながる懸念が、頭の痛いところである。

さらに、「虐待」か「躾」か、という状況で、飼い主はしばしば「躾」と主張する。これは児童虐待における親についても同様であろう。競馬で全力疾走している馬に鞭を入れるのがかわいそうという声があるらしい。競走馬の役割は、他の馬よりも速く走ることである。鞭は、苦痛を与えて無理に走らせるためではなく、前に出ろという合図である。また、鞭は痛くないように作られている。それでも、動物愛護の観点から、鞭を入れる回数は1レースにつき10回までと制限されている。産業動物には産業動物としての役割がある。一方、愛玩動物は人に「癒やし」を与えることがその存在意義そのものである。筆者自身も室内犬を飼育しているので、「躾」の重要性は理解しているが、飼育方針を越えた生命の危険を伴う「躾」は容認されるべきではない。

話は変わるが、児童虐待の相談件数は年々増加している。2019年度は16万件で過去最多であった。これは厚生労働省が「児童相談所虐待対応ダイヤル」を整えた結果で、それでも数字は氷山の一角と考えられている。実は、動物虐待が発生する家庭には、児童虐待やドメスティックバイオレンスが発生しやすいことがわかっている。また、動物を虐待する子どもは、犯罪をも起こす確率が高い（三島亜紀子：児童虐待と動物虐待, 2005年）。宮崎勤は動物虐待の悪癖があり、動物虐待と犯罪の連鎖を社会に示した（1989年）。神戸連続児童殺傷事件（1997年）では、動物虐待を繰り返していた少年を動物虐待の段階で保護していれば、残忍な事件は起きなかったかもしれない。1999年の動物愛護管理法改正は、神戸連続児童殺傷事件がきっかけであった。つまり、動物虐待は犯罪を連鎖するのである。これまで人の犯罪から動物虐待の前歴が明らかになることはあったが、動物虐待から人の犯罪に結びついたことはなかった。

人間の不審死に対する解剖は法的な執行力があるが、獣医療では不審死に対する解剖の法的執行力はない。Aiについても法的な執行力はないのだが、獣医師にとってAiは病理解剖よりもハードルは低い。骨折や溺死を支持する画像所見を押さえておけば、病理解剖ができなくても、虐待を裏付ける確たる証拠を残すことができる。Aiを利用すれば、これまで見逃されてきた動物虐待を発見できる可能性がある。

獣医師の仕事は犯人捜しではないのであるが、動物虐待を警察にフィードバックすることで、児童虐待、ドメスティックバイオレンス、加えて猟奇的犯罪を未然に防ぐことができるかもしれない。さらに、動物虐待に関する知見が、児童虐待や犯罪心理学の研究分野にも有用な情報を提供すれば、社会的な意義は高い。

臨床獣医師の役割は、伴侶動物の飼育を通じた飼い主へ幸福を提供すること、国民に安心・安全な畜産物を届けることである。これらに加えて動物のAiを通じて健全な社会に側面から貢献する役割を担いたい。

本研究は、日本学術振興会科研費K1805981「獣医療におけるAi法の開発と応用」（研究代表者：山田一孝）の助成を受けて実施した。

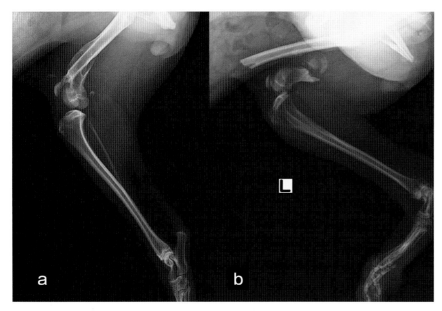

図5　公園で保護された子犬のX線像
a　右後肢
b　左後肢
右後肢の大腿骨は骨性仮骨が形成されているが、左大腿骨は骨折端がそのままであった。恒常的な動物虐待を受けた後に、公園に遺棄されたと考えられた。この子犬は生きていたが、死亡していた状態で発見されていれば、Aiで動物虐待を疑う所見を提供していたのであろう。

●心肺蘇生術直後のAiにおける心臓内ガスの正体は？？
〜血液検査との関係から探る〜

1)社会医療法人財団池友会 新小文字病院 医療技術部 放射線科
2)聖隷富士病院 放射線科
3)社会医療法人財団池友会 新小文字病院 救急科
4)社会医療法人財団池友会 新小文字病院 放射線科

萩田智明[1]、塩谷清司[2]、熊　奈津代[1]、冨永尚樹[3]、遠山奈雅博[3]、
宮﨑浩美[4]、小笠原伸彦[4]

●新小文字病院について

社会医療法人財団池友会新小文字病院（以下当院、**図1**）は九州の最北端、関門海峡を望む福岡県北九州市門司区に位置している。前身である小文字病院は1981年9月に福岡県北九州市小倉北区で開院した。そして、2008年1月に現在の地に新築・移転するとともに、名称も新小文字病院へと変更した。現在の病床数は214床、年間救急件数は約3,600件、年間手術件数は約2,400件であり、地域の救急を担う中核病院である。また、2011年3月より災害拠点病院に指定認可されている。現在福岡県災害派遣医療チーム（Disaster Medical Assistance Team：DMAT)を2チーム編成しており、2016年の熊本地震、2020年の九州豪雨においても現地での活動を行った。屋上にはヘリポートを有し、海上保安庁、福岡県警、北九州市消防局航空隊のヘリによる搬送のほか、2008年3月よりグループにおいて独自の民間ヘリ搬送システム（通称：ホワイトバード）も運用しており、遠方・離島からの患者の搬送を行っている（**図2**)。

放射線科には常勤放射線専門医2名、診療放射線技師16名（うち2名はAi認定診療放射線技師の資格を取得）が在籍している。一般撮影装置、MRI装置各3台、CT装置、透視装置、血管造影装置各2台、マンモグラフィー装置、骨密度装置各1台の設備があり、CTは年間約20,000件、MRIは約14,000件の撮影を行っている。

なお、昨年4月には当院より患者1名、職員19名、計20名のCOVID-19陽性患者が発生し、福岡県初のCOVID-19集団感染クラスター（以下クラスター）認定を受け、約1か月外来・救急診療を停止した。クラスターの詳細、クラスター発生から外来再開までの放射線科の活動については本誌2020年10月号「特集：ウィズコロナ時代の放射線部/科の対応」に寄稿したので[1]、ぜひご一読いただきたい。

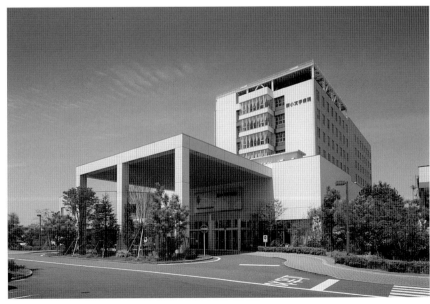

図1　社会医療法人財団池友会新小文字病院外観

当院におけるAi

日本では1985年以降、救急病院を中心に死後CT(以下Ai)が行われている[2]。当院においても、筆者が就職した2000年には既に、心肺停止状態で救急救命部に搬送されて死亡した患者を主としてAiが撮影されていた。2019年1年間のAi撮影実績は90件(救急救命部に搬送された心肺停止例：62件、入院：19件、警察からの依頼：9件)であった。近年、死後MRIや死後造影CTまで施行すると、死因究明率が向上すると報告されているが[3,4]、当院では非造影CTのみ撮影している。2室あるCT室のうち1室は救命室に隣接しており、一般患者とは異なる動線でAiを撮影することが可能となっている。警察依頼のAiを除いて料金は請求しておらず、病院持ち出しで検査を行っている。病理解剖を行う際には必ず全例解剖前にAiも撮影しており、臨床病理検討会においてはAi所見と解剖所見の両方の検討を行っている。

Aiに特徴的な所見

Aiの所見は生前からの所見・死因となる所見のほか、生前CTとは全く異なる死後変化による所見、心肺蘇生術による所見を考慮する必要がある。これら死後変化、心肺蘇生術による所見を正しく理解することが、誤診を防ぐために重要である。特徴的な死後変化の所見としては例えば、血液就下[5]、大動脈壁の低吸収化[6]、右心系の拡張[7]などが報告されている。心肺蘇生術によっておこる変化として最も多いのは肋骨骨折もしくは胸骨骨折であり、それぞれ13～97％、1～43％でおこるとされている[8]。他の報告では、気胸(1.3～3.0％)、血胸(0.8～8.7％)、血性心嚢液(1.1～8.4％)、左心室損傷(0.8％)などが起こるとされている[9,10]。肝臓内ガスも心肺蘇生術によって発生し、その頻度は31.7～33.0％と報告されている[11,12]。その発生機序については心肺蘇生術時にバッグバルブマスクによって大量の空気が消化管に送られた結果、粘膜損傷が起こりその損傷部から静脈→門脈に流入する、あるいは後述の心臓内ガスが下大静脈を通って肝静脈に流入するものと考えられている[11~13]。

心臓内ガスの発生原因は実に様々であり、①死後の腐敗・自己分解によるもののほか、②心肺蘇生術時の輸液ルートからの混入したもの、③心肺蘇生術時に損傷した肺、気管支から流入したもの、④心肺蘇生術中に血液溶存ガスが気化した

もの、などが考えられている[13~15]。我々の施設で多く施行しているAiは心肺停止状態で搬送されて救命室で死亡確認された患者であり、死亡確認後30分以内にAiを撮影しているため、死後の腐敗・自己分解によるものは最小限に抑制されており、ほぼ心肺蘇生術中に発生したものと考えられる。我々の検討では、おおよそ半数に心臓内ガスを認めた[16~18]。

心肺蘇生術中に血液溶存ガスの気化によって心臓内ガスが発生する機序

心肺蘇生術中に血液溶存ガスが気化し、心臓内ガスが発生する機序は以下のように推定されている。

① 心肺蘇生術中、低心拍出量によって引き起こされる静脈血二酸化炭素分圧(以下 $PvCO_2$)と動脈血二酸化炭素分圧(以下 $PaCO_2$)の差、ならびに嫌気性代謝の亢進による二酸化炭素の増加によって $PvCO_2$ が増加する。

② 重炭酸緩衝系は $H_2 + HCO_{3-} \rightarrow CO_2 + H_2O$ へ反応が傾き、さらには血液による二酸化炭素の輸送も減少する。

③ $PvCO_2$ が著しく増加した場合、過飽和となった血中二酸化炭素が、胸骨圧迫によって生じたガス核に付着して、目に見えるようなガスとなって気化する[14]。

実際のAiにおける心肺蘇生術によって発生した心臓内ガスの成分は?

心肺蘇生術によって気化した気体が二酸化炭素であるかはまだ不明である。血液溶存ガスが気化する病態として減圧症が有名である。減圧症は水中の高気圧状態から地上の低気圧状態に急激に環境変化することで血中の窒素が気化するとされている[19,20]。減圧症が起こる非生理学的環境は、心肺蘇生術中に心臓内ガスが発生するそれとは全く異なっており、気化している物質は窒素より、前述の機序による二酸化炭素のほうが考えやすい。

Varletらは死後CT上の心臓内ガスをCTガイド下で収集し、その成分分析結果

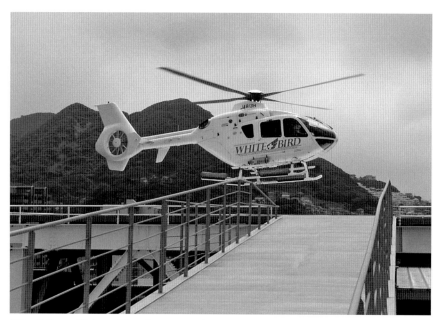

図2　当グループ独自の民間ヘリ搬送システム(通称：ホワイトバード)

を報告している[21]。その報告によると、心臓内ガスの成分は死因や死後からの経過時間によって異なり、酸素、窒素、二酸化炭素、硫化水素、メタンと様々なガスであったという[21]。これらの収集・分析は図3のように心臓内に大量にガスが発生している場合に可能である。しかし、我々が多く施行している死後間もないAi上、心臓内ガスは図4のように粒状少量である場合が多く、その収集・分析は困難である。また、大量に心臓内ガスが発生している場合は、死後の腐敗・自己分解によるガスが多いと思われ、純粋に心肺蘇生術中に血液溶存ガスの気化によって発生した心臓内ガスの収集・分析は今後も困難であると思われる。

血液検査との関係から心臓内ガスの正体を探る

1-1 動脈血液ガス分析との関係

我々は、Aiにおける心臓内ガスが発生する原因・要因を探るとともに、これまでに推定されている説を裏付けるために、いくつかの血液検査所見との相関について検討を行ってきた。これらの検討は、死後の腐敗・自己分解による心臓内ガスの発生の影響を最小限に抑えるため、心肺停止から3時間以上経過している可能性のある症例は除外した。

動脈血液ガス分析との相関では、Aiの結果で心臓内ガス陽性群と陰性群の2群にわけ、それぞれの群の動脈血液ガス分析を比較した。その結果、心臓内ガス陽性群が陰性群と比較して有意に$PaCO_2$は高く、pH、動脈血酸素分圧（PaO_2）は低いという結果であり、Aiにおける心臓内ガス発生要因の一つとして、血中二酸化炭素濃度があることが示唆された[16]。

1-2 心肺蘇生術中に投与されるメイロンとの関係

心肺蘇生術時のメイロン投与については、1980年代までの心肺蘇生術ガイドラインでは推奨されていたが[24]、最新のガイドラインでは推奨されていない[25,26]。炭酸水素ナトリウム（$NaHCO_3$）であるメイロンが投与された場合、投与されたメ

イロンは$NaHCO_3 \rightarrow Na^+ + HCO_3^-$と分解され[27]、しかも心肺蘇生術中には重炭酸緩衝系は$H_2+HCO_3^- \rightarrow CO_2+H_2O$に傾いている。換気が十分に行われなければ血中の二酸化炭素濃度は増加する。ただし、現在でも純粋な代謝性アシドーシスの症例では病院や医師の判断のもと、メイロンが投与されている。

我々は心肺蘇生術中に投与されたメイロンがAiにおける心臓内ガスの発生頻度に影響を与えている可能性を考え、心肺蘇生術中にメイロンを投与された患者群と投与されなかった患者群でAiにおける心臓内ガス発生頻度を比較した。その結

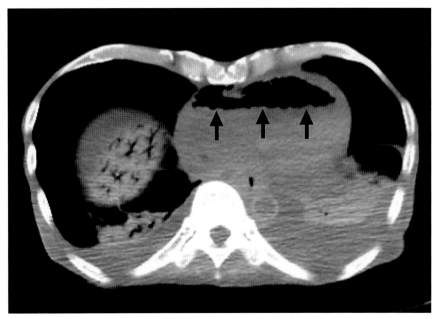

図3　心臓内ガスを認めるAiの1例
右心房ならびに右心室に大量のガスを認める。（矢印）

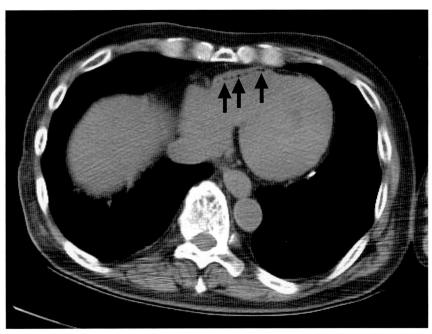

図4　心臓内ガスを認めるAiの1例
右心室内に粒状の少量のガスを認める。（矢印）

果、メイロンを投与された患者群で有意に心臓内ガス発生頻度が高いことが判明した[17]。この報告もやはり二酸化炭素気化説を裏付ける結果となった。

2. 血中アンモニア濃度との関係

長嶺は、動脈血中のアンモニア濃度は心肺停止からの経過時間と正の相関関係があり、心肺停止からの経過時間ならびに心肺停止患者の予後の推定に有用であると報告した[28]。さらに長嶺は、予後良好となる動脈血中のアンモニア濃度は$180\mu g/dL$と報告した[28]。この報告をもとにして、当院では心肺停止患者が搬送された際には即時簡易検査で動脈血アンモニア濃度をルーチンで測定し、心肺停止からの経過時間を推定している。ただし、アンモニア濃度が高いからと言って蘇生術を中止するわけでなく、より積極的な治療を行うかどうかを判断する指標の1つとしている。

血液ガス分析と血中アンモニア濃度の相関についていくつかの報告がある。例えば石田らは動脈血で血中アンモニア濃度の間にpHとの負の相関、ならびにPaCO$_2$との正の相関を報告した[29]。これらの報告をもとにして、我々はAi上で心臓内ガス陽性群と陰性群の2群に分け、それぞれの群の動脈血中アンモニア濃度を比較した。その結果、心臓内ガス陽性群の動脈血中アンモニア濃度が陰性群のそれよりも有意に高かった[18]。心臓内ガス陽性群と陰性群のそれぞれの動脈血液ガス分析と動脈血中アンモニア濃度の相関を検討では、両群ともに石田らの報告と同様の傾向を示し、さらに心臓内ガス陽性群の方がより強いアシドーシスの傾向を示した[18]。これまでの報告と同様、心臓内ガスは心肺停止後の嫌気性代謝の亢進に大きく関わりがあることが示唆された。

上記以外の血液検査所見と心臓内ガスの相関は近日中に論文投稿予定である。

● おわりに

これまでは不明であったAi上の心臓内ガスの正体が少しずつ明らかになってきた。心肺蘇生術直後の心臓内ガスは心肺蘇生術中に血液中の二酸化炭素が気化したものであり、心肺停止後の嫌気性代謝の亢進が大きくかかわっているものと思われる。Aiの研究はまだ歴史が浅く、心臓内ガスに限らず解明されていない事象が多々残されている。これから一層Aiに関する研究が進み、1つでも多くの事象について解明され、最終的に死因究明率が向上することが望まれる。

<文献>

1) 石原隆宏ほか: 院内クラスター感染発生から外来再開までの放射線科の活動. Rad Fan. Vol.18, No.10: 26-29, 2020
2) Okuda T et al: Background and current status of postmortem imaging in Japan: short history of "Autopsy imaging (Ai)". Forensic Sci Int. 225: 3-8, 2013
3) Kobayashi T et al: Postmortem magnetic resonance imaging dealing with low temperature objects. Magn Reson Med Sci 3: 101-108, 2010
4) Rutty GN et al: Diagnostic accuracy of post-mortem CT with targeted coronary angiography versus autopsy for coroner-requested post-mortem investigation: a prospective, masked, comparison study. Lancet 390: 145-154, 2017
5) Shiotani S et al: Postmortem intravascular high-density fluid level (hypostasis): CT findings. J Comput Assist Tomogr 26: 892-893, 2002
6) Shiotani S et al: Hyperattenuating aortic wall on post-mortem computed tomography (PMCT). Radiat Med 20: 201-206, 2002
7) Shiotani S et al: Dilatation of the heart on postmortem computed tomography (PMCT): comparison with live CT. Radiat Med 21: 29-35, 2003
8) Buschmann CT et al: Frequent and rare complications of resuscitation attempts. Intensive Care Med 35: 397-404, 2009
9) Hoke RS et al: Skeletal chest injuries secondary to cardiopulmonary resuscitation. Resuscitation 63: 327-338, 2004
10) Machii M et al: Cardiac rupture by penetration of fractured sternum: a rare complication of cardiopulmonary resuscitation. Resuscitation 43: 151-153, 2000
11) Takahashi N et al. Intrahepatic gas at postmortem multislice computed tomography in cases of nontraumatic death. Jap J Radiol 27: 264-268, 2009
12) Shiotani S et al: Postmortem computed tomographic (PMCT) demonstration of the relation between gastrointestinal (GI) distension and hepatic portal venous gas (HPVG). Radiat Med 22: 25-29, 2004
13) Yokota H et al: What is the origin of intravascular gas on postmortem computed tomography?, Leg Med (Tokyo) 11: 252-255, 2009
14) Okuda T et al: Immediate non-traumatic postmortem computed tomographic demonstration of myocardial intravascular gas of the left ventricle: effects from cardiopulmonary resuscitation, Springerplus 2: 86, 2013
15) Shiotani S et al: Cardiovascular gas on non-traumatic post-mortem computed tomography (PMCT): the influence of cardiopulmonary resuscitation. Radiat Med 23: 225-229, 2005
16) Hagita T et al: Correlation between blood gas analysis and cardiac gas on immediate postmortem computed tomography after cardiopulmonary resuscitation. Forensic Imaging 20C, 200358, 2020
17) Hagita T et al: Administration of sodium bicarbonate during cardiopulmonary resuscitation increases the frequency of cardiac gas on postmortem CT estimated to be CO2. Forensic Imaging 23: 200402, 2020
18) Hagita T et al: Positive cardiac gas on immediate postmortem CT indicates severe hyperammonemia and hypercapnia. Forensic Imaging. 24: 200428, 2021
19) Doolette DJ et al: The physiological kinetics of nitrogen and the prevention of decompression sickness. Clin Pharmacokinet 40: 1-14, 2001
20) John R et al: Exercise and decompression sickness: a matter of intensity and timing. J Physiol 555: 588, 2004
21) Varlet V et al: When gas analysis assists with postmortem imaging to diagnose causes of death, Forensic Sci Int 251: 1-10, 2015
22) Vukmir RB et al: Sodium bicarbonate in cardiac arrest: a reappraisal. Am J Emerg Med 14: 192-206, 1996
23) Geraci MJ et al: Prevalence of sodium bicarbonate-induced alkalemia in cardiopulmonary arrest patients. Ann Pharmacother 43: 1245-1250, 2009
24) Standards for cardiopulmonary resuscitation (CPR) and emergency cardiac care (ECC). 3. Advanced life support. JAMA 277: 852-860, 1974
25) Neumar RW et al: Part 8: adult advanced cardiovascular life support: 2010 American Heart Association Guidelines for Cardiopulmonary Resuscitation and Emergency Cardiovascular Care. Circulation 122: 729-767, 2010
26) Link MS et al: Part 7: Adult Advanced Cardiovascular Life Support: 2015 American Heart Association Guidelines for Cardiopulmonary Resuscitation and Emergency Cardiovascular Care. Circulation 132: 444-464, 2015
27) Hall JE, Acid-base regulation, In: Hall JE, editor, Guyton and Hall Textbook of Medical Physiology, 13th ed., Philadelphia, Saunders, pp. 409-426, 2015
28) Nagamine K. Does blood ammonia level at time of initial treatment predict the outcome of patients in cardiopulmonary arrest on arrival? The Journal of the Japanese Association for Acute Medicine 16: 283-288, 2005
29) 石田浩美ほか: 来院時心肺機能停止症例における高アンモニア血症の臨床的意義について. 日本臨床救急医学会雑誌 5: 490-494, 2002

CLINICAL REPORT

● 臨床Aiと法医学Aiはパラレル! イメージング?

1)新潟大学医学部保健学科
2)新潟大学医歯学総合研究科死因究明教育センター
3)新潟大学医学部法医学教室

高橋直也[1、2]、高塚尚和[2、3]、舟山一寿[2、3]

● はじめに

　わが国では、遺体の画像検査・診断は「オートプシー・イメージング」として知られている[1]。厚生労働省のHPでは「死亡時画像診断（Ai）とは、遺体をCTやMRIで撮影・読影することで、体表のみでは分からない遺体内部の情報を得ること」と説明されている[2]。筆者は、放射線科医として市中病院で10年以上臨床Aiに携わった後[3]、2013年に新潟大学に移動した。4年前に法医学教室に遺体専用CTが導入され、死因究明教育センターが開設されて、日常的に法医学Aiを診断するようになった。臨床Aiと法医学Aiの両方を経験すると、同じご遺体のCTではあっても違った印象を受ける。近年、臨床Aiが広く行われるようになり、門脈ガスや血液就下などの超早期死後変化、肋骨骨折などの蘇生術後変化、出血などの死因となりうる所見などが整理されている[4,5]。こうした救急外来などで見るAiは、まさに“死亡時”画像診断であるが、法医学で取り扱われるAiは、死亡してから数日、長いものでは数年経過しているご遺体が対象となる。腐敗や白骨化などの後期死後変化は、臨床では経験しない所見であり混乱することはない。しかし、死後数日の早期死後変化を来したご遺体のAiと

臨床Aiは、SFで異なった二つの平行世界を意味する「パラレル・ワールド*」ならぬ、「パラレル・イメージング」（もちろんMRIのパラレル・イメージングではない。）の印象がある。交わらない二つの画像診断には、異なった解釈が必要になる。

＊：英語ではパラレル・ワールドは一般的ではなく、parallel universeあるいは alternative realityなどというらしい。

　この稿では、筆者の印象に残った法医学の事例を紹介したい。いずれも「臨床的な」診断では、判断が難しかった例である。

症例1：火災前に何かがあった!? 熱傷血腫

　70歳代、男性。住宅の火災現場で発見された。発見11日後に死後CTと解剖が行われた。

死後CT所見：大脳円蓋部に三日月形の低吸収域を認める。内部に一部高吸収の部分を有する。この領域は、頭蓋縫合線および大脳鎌を越えて広がる（**図1**）。頭蓋骨に骨折は認められない。

解剖所見：全身に第1度から第4度の火傷が広範に認められた。口腔、気管及び

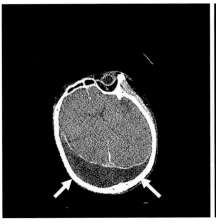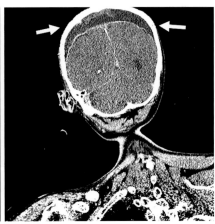

図1　死後頭部CT
　a　軸位断像
　b　冠状断再構成像
　大脳円蓋部に三日月形の一部高吸収域を伴う低吸収域を認め、頭蓋縫合線および大脳鎌を越えて広がる（⇒）

a | b

気管支内に黒色煤多量を容れ、気管粘膜には気道熱傷が認められた。血中一酸化炭素ヘモグロビン（COHb）濃度は、左右心臓血においていずれも75％以上であった。頭部には生前に生じたとすべき損傷は認めがたく、頭蓋骨にも骨折は認められなかった。頭蓋腔内に燃焼血腫が頭頂部から後頭部にかけて認められた（**図2**）。

解説：燃焼血腫は、頭蓋骨や静脈洞の血液が熱凝固し、硬膜外に形成される血腫をいう[6]。一般臨床では、硬膜外血腫は凸レンズ型を呈し縫合線を越えないとされ、三日月形で縫合線を越える血腫は硬膜下血腫と診断される[7]。死後CTで認められた頭蓋内血腫は三日月形で縫合線を越えているため、一見すると、硬膜下血腫と考えてしまいそうだ。しかし、硬膜下血腫は大脳鎌や天幕を越えて広がることはない[7]ため、血腫の存在は硬膜外と判断できる。熱傷血腫を知らないと、この所見を外傷による血腫と誤解しかねない。前述の通り一般的な硬膜下血腫や硬膜外血腫と異なる所見を呈していることが、この血腫が生前の所見ではないと診断するポイントになる。最終的に、第1度ないし第2度の熱傷、気道の煤や熱傷、COHb濃度が高値であること[6]などの解剖所見から、死因は焼死と診断された。

最終診断：焼死。火災発生後短時間で死亡した。

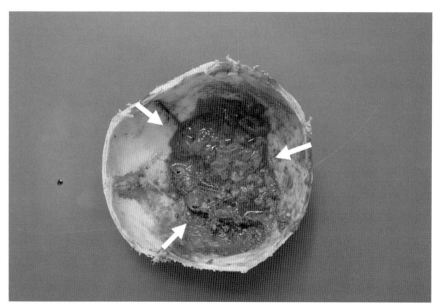

図2　頭部解剖所見
頭蓋腔内に燃焼血腫が頭頂部から後頭部にかけて認められた（⇒）

⇒巻頭カラー参照

症例2：多発血腫は外傷か!?　くも膜下出血

70歳代男性。知人が自宅を訪れたところ、玄関近くで頭部を左側に向け仰臥位で倒れていた。救急要請されたが、社会死状態のため不搬送となった。左眼部と側頭部に皮下血腫が認められた。最終目撃は発見の2日前であり、その際には皮下血腫は認めなかった。発見の6日後に死後CTと解剖が行われた。

死後CT所見：頭部CTにて、右シルビウス裂、四丘体槽左側から左迂回槽にくも膜下出血を認める。脳底槽には出血を認めず、2か所のくも膜下出血には連続性はない（**図3**）。頭蓋骨骨折を認めない。左側頭部皮下に皮下血腫を認める。胸部CTにて、多発肋骨骨折、右血気胸を認める（**図4**）。

解剖所見：右鎖骨、肩甲骨烏口突起、第1胸椎椎体、右第2〜3肋骨、左第1〜10肋骨骨折を認め、右胸腔に210mLの血液を容れていた。左眼部及び左側頭部に皮下出血を認めた。頭蓋骨の骨折、硬膜外の出血を確認できなかった。左右大脳半球の硬膜下にごく薄い被膜状の血腫外膜を認めた。右シルビウス裂内に大きさ3.0×3.0cm及び左迂回槽に大きさ9.5×2.0cmの血腫を認め、左右大脳半球に広がるくも膜下出血を認め、右大脳半球優位の脳腫脹を認めた。右シルビウス裂の血腫内部には凝血塊の付着した0.5cm大の結節を認めた。

解説：死後CTで肋骨骨折、血気胸、くも

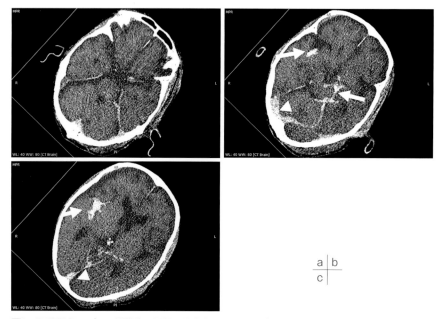

a | b
c |

図3　死後頭部CT（OM基準線に平行に作成された再構成像）
　　a　脳底槽レベル
　　b　中脳レベル
　　c　大脳基底核レベル
右シルビウス裂、四丘体槽左側から左迂回槽にくも膜下出血を認め（⇒）、2か所の出血には連続性はない。
横静脈洞に血液就下による高吸収を認める（△）

膜下出血を認めた症例である。連続しない複数個所のくも膜下出血は、動脈瘤の破裂では不自然であり、頭部に皮下血腫を認めたことから、死後CTを判断した際には外因によるものを疑った。しかし、解剖では右中大脳動脈に動脈瘤を疑わせる結節が認められ、動脈瘤破裂によるくも膜下出血の可能性が推測された。離れた2か所のくも膜下出血は、右中大動脈瘤破裂による出血の一部が右シルビウス裂から脳底槽を経由し対側の脳幹周囲に移動し、残存した出血と離れて存在したものと推察された。このように死後数日間の間に、変化が現れることは少なくない。法医学Aiを診断する際には、そうした死後経過による変化も考慮する必要がある。解剖所見からは、くも膜下出血に起因した失神により転倒し、右多発ろっ骨骨折などを成傷した可能性が推測された。

最終診断：くも膜下出血及び右多発肋骨骨折が競合した可能性が推察される。

症例3：こんなところに脂肪が!? 脂肪塞栓症候群

80歳代女性。全介助で施設に入所中にストレッチャーから転落した。血中酸素飽和度が低下したため救急搬送された。搬送先の病院で状態が悪化したが、高齢のため積極的治療が行われず、受傷3時間後に死亡した。死亡7日後に、死後CTと解剖が行われた。

死後CT所見：右大腿骨近位部小転子下、両側大腿骨遠位部内外顆上に骨折を認める（**図5**）。肺動脈内に脂肪を認める。両肺背側を主体にすりガラス影を認め、右肺下葉にconsolidationが強い（**図6**）。

解剖所見：右大腿骨頸部に骨折を認め、その周囲の筋組織内に大きさ26.0×20.0cmの新しい出血を認めた。心腔内及び大動脈内に赤色血液略130mLを容れ、右心血には脂肪滴の浮遊が肉眼的に確認でき、肺割面から泡沫液及び脂肪滴を混じた血液やや多量を漏出した。

解説：脂肪塞栓症候群（fat embolism syndrome：FES）は、主に四肢・骨盤骨折に伴い無症状期間をおいて中枢神経症状、呼吸器症状、皮膚症状などを発症する症候群である。外傷の約90％に脂肪塞栓症が発生するが、FESを合併する例は長管骨骨折の約3～4％とまれであり、

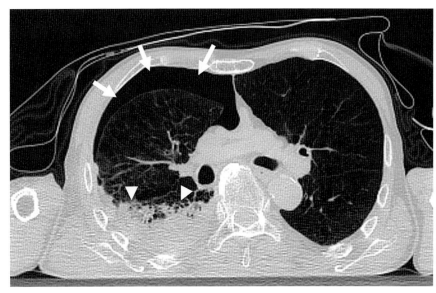

図4 死後胸部CT、肺野条件
右血胸（△）気胸（⇒）を認める

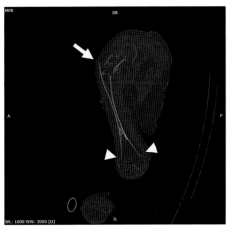
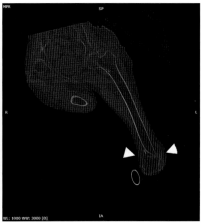

図5 死後下肢CT　　　　　　　　　　　　　　　　　a｜b
a　右大腿骨の長軸に平行に作成された再構成像、骨条件
b　左大腿骨の長軸に平行に作成された再構成像、骨条件
右大腿骨近位部小転子下（⇒）、両側大腿骨遠位部内外顆上に骨折を認める（△）

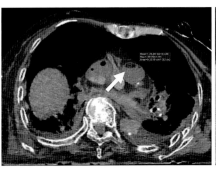
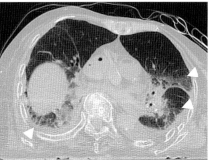

図6 死後胸部CT　　　　　　　　　　　　　　　　　a｜b
a　縦隔条件にて、肺動脈内に-80HUと脂肪の吸収値を認める（⇒）。
b　肺野条件では、両肺背側を主体にすりガラス影を認め、右肺下葉にconsolidationが強い（△）

FESを発症すると死亡率は5〜20％と高率とされる。発症機序として、血中脂肪織が塞栓を起こす機械的損傷説と、加水分解された脂肪滴が遊離脂肪酸となって血管内皮細胞を障害する生化学的損傷説が有力である。臨床では診断が難しく、診断基準を用いて診断される[8〜10]。臨床におけるFESの画像所見として、胸部CTにおけるびまん性すりガラス影〜斑状影と頭部MRIにおける脳浮腫などの間接所見が重症度と関連するため重要とされる[9]。CTで血管内の脂肪が検出される例はまれである[11]。

Makinoらは死後CTとMRIが撮影され肺動脈の脂肪染色が行われた27例を検討し、3例で肺動脈に広範囲の脂肪が確認され、その内2例で死後画像上、肺動脈に脂肪の吸収値を認めたとした。死後画像上で肺動脈に明らかな脂肪を認めれば、脂肪塞栓症候群が死因の可能性が高いとしている[12]。

この症例の両肺のCT所見は、肺の血液就下による死後変化か脂肪塞栓症候群による肺の所見かの判断は難しいが、Makinoらの報告に従うと脂肪塞栓症候群の可能性が高い。解剖所見も脂肪塞栓症候群を支持した。

最終診断：右大腿骨頸部骨折に起因した脂肪塞栓症候群の可能性が推測される。

● さいごに

臨床のAiでは見かける機会の少ない法医学Ai症例を紹介した。法医学に精通している方には常識的なことであろうが、本誌読者のほとんどを占める臨床に携わる方々にはまれであろう。臨床でAiに接する方々の心に残れば、幸甚である。

<文献>
1) Okuda T et al: Background and current status of postmortem imaging in Japan: short history of "Autopsy imaging (Ai)". Forensic Sci Int 225(1-3): 3-8, 2013
2) 厚生労働省: 医療事故調査制度に関するQ&A Q13 死亡時画像診断(Ai)の対応についてはどうなりますか？ https://www.mhlw.go.jp/stf/seisakunitsuite/bunya/0000061259.html.
3) 高橋直也: 死後CTあれこれ症例集 死後CT症例3 新潟市民病院編. 臨床画像 28(8): 77-84, 2012
4) 塩谷清司ほか: オートプシー・イメージングー死後画像所見は死因、蘇生術後変化、死後変化に大別されるー. 画像診断 30: 106-18, 2010
5) 石田尚利ほか: 読影前に知っておきたい典型例. 高橋直也, 塩谷清司編. オートプシー・イメージング症例集第2巻. 東京: ベクトル・コア pp. 2-19, 2018
6) 塩野 寛ほか: 熱傷死. 身近な法医学改訂3版. 東京: 南山堂 pp. 117-20, 2008
7) 掛田伸吾ほか: 頭部外傷の急性期. 細谷貴亮, 興梠征典, 三木幸雄, 山田恵編. 脳のMRI. 東京: メディカル・サイエンス・インターナショナル pp. 640-50, 2015
8) 原 義明: 脂肪塞栓症候群. 福井次矢, 高木 誠, 小室一成編. 今日の治療指針2020年版 pp. 72-3, 2020
9) Shaikh N et al: Correlation of clinical parameters with imaging findings to confirm the diagnosis of fat embolism syndrome. Int J Burns Trauma 8(5): 135-44, 2018
10) Kosova E et al: Fat embolism syndrome. Circulation 131(3): 317-20, 2015
11) Sousa I et al: Trauma Patient with Fat Embolism Detected on Computed Tomography. Acta Med Port 30(1): 73-6, 2017
12) Makino Y et al: Postmortem CT and MRI findings of massive fat embolism. Int J Legal Med 134(2): 669-78, 2020

NEWS!!

第98回レントゲン祭開催
初のWEBセミナー開催

株式会社島津製作所が、2月10日、第96回レントゲン祭を開催した。第1回開催は1924年と歴史のあるレントゲン祭だが、今回はコロナ禍により初めての会場である本社からライブ中継を行うリモート開催となった。上田輝久氏（島津製作所代表取締役社長）がレントゲン博士の写真の前で祭司と献花を行った。

続いて、上田克彦氏（国際医療福祉大学成田保健医療学部、日本診療放射線技師会会長）より「これからの放射線技術と求められる診療放射線技師のあり方」についての講演があった。

読影の補助の推進（放射線専門医の協力）と業務拡大の推進、日本放射線技術学会との事業と協調の効率化、また診療放射線技師養成機関との協調（カリキュラム変更の具体対応と臨床実習のあり方）を目標に邁進していくと語った。また、新型コロナウイルス感染症においての診療放射線技師の現状として、通常1名で対応できる業務を新型コロナウイルス感染症の対応で2名必要となり、必要空間を操作室（清潔区域）とCT検査室（汚染区域）に分け、対策をしているという報告もあった。

白石順二氏（日本放射線技術学会代表理事）の講演「これからの放射線技術に必要とされるAIとは？」では、自身の留学経験を踏まえながらCAD（コンピュータ支援診断）の進化や、自動診断との違い等について解説。現在放射線医学に応用されているAIや、今後の期待について述べた。

最後に、上田克彦氏と白石順二氏の特別対談が行われた。主に日本診療放射線技師会と日本放射線技術学会の協力体制に関して、そして学術学会の合同開催が検討中であるということが話された。診療放射線技師の養成や専門・認定技師制度等、今後の展開に期待したい。

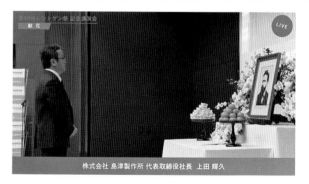

株式会社 島津製作所 代表取締役社長 上田 輝久

CLINICAL REPORT

頚椎・頚髄損傷の見逃しを なくすための試み
～死後頚椎動態撮影～

福井大学学術研究院医学系部門医学領域法医学・人類遺伝学分野｜**真橋尚吾、坪田悦子、島田一郎**

● はじめに

　頚髄損傷は、呼吸筋麻痺による直接的死因となるだけでなく、四肢麻痺による溺水や低体温症など間接的に死を招く恐れがある。また神経原性ショックが死に関与することや[1,2]、下位頚髄損傷であっても損傷に続発する虚血再灌流障害、浮腫、炎症性変化などにより二次性に上位頚髄損傷を合併することがあるとも言われ[3]、死因究明において重要な損傷である。

　頚髄損傷はたいてい頚椎損傷に伴って発生するとされる[4]。そのため頚髄損傷の同定の第一歩は頚椎損傷の同定であると言える。しかし、単純CTによる死後画像検査(以下、死後CT)では頚椎損傷を同定するには限界があり、法医解剖時にはじめて損傷に気付くことは珍しくない。また、警察取り扱い死体(医師法21条で定める異状死体)に対する剖検率は一部の北欧諸国を除いて高いものは言えず、本邦もその例外ではない[5]。死後CTをはじめとした非侵襲的検査のみでの死因究明(死体検案)が大部分であり、死体検案における頚椎損傷の見逃しはそのまま頚髄損傷の見逃しとなる。

　そこで我々は頚椎・頚髄損傷の見逃しをなくすための試みの一つとして、死後頚椎動態撮影と称して臨床領域で行われている頚椎動態撮影(**図1**)を死後CTへ応用してきた。損傷に対してストレスを加えることで転位が増大し、損傷の同定が容易になることを目的とした。そこで得られた知見や問題点などに関して若干の考察を交えて報告する。

● 当教室の死後頚椎動態撮影の運用と方法について

　当教室では、2017年より死後頚椎動態撮影を開始した。使用するCT撮影機は日立メディコ社製のECLOS(8列)である。法医解剖前のご遺体に対して従来の死後CTと同時に行い、腐敗や燃焼などにより頚部の組織が著しく損壊されている例を除いて、内因死・外因死に関わらず全例で死後頚椎動態撮影を行っている。頚部に対する中間位、伸展位、屈曲位の3シリーズの撮影をもって死後頚椎動態撮影とする。頭部部分と体幹部分とで独立した高さ12cmの発泡スチロールを用いて、これを寝台にのせてその上で撮影を行う。中間位での撮影の後に、頭部部分の発泡スチロールを取り除いて伸展位での撮影を行い、さらにご遺体を伏臥位へ体位変換して屈曲位で撮影を行う(**図2**)。伸展位、屈曲位の撮影の際には、ご遺体の頭

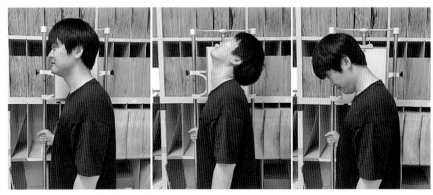

図1　臨床における頚椎動態撮影　　　　　　　　　　　a｜b｜c
　a　中間位
　b　伸展位
　c　屈曲位

部が寝台に接地しないよう注意し、必要に応じて高さ6cmの発泡スチロールで補高している。これは十分なストレスを与え、かつ純粋に重力のみを用いて検者の手心を加えずより一般化することを目的としている。なお、頭部や体幹などに対する従来の死後CTも発泡スチロールの上で行っている。

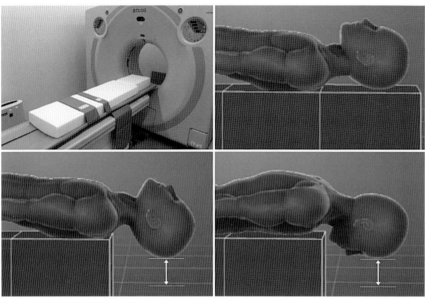

図2 死後頚椎動態撮影の方法
a 寝台にのせた発泡スチロール
b 中間位
c 伸展位
d 屈曲位

a	b
c	d

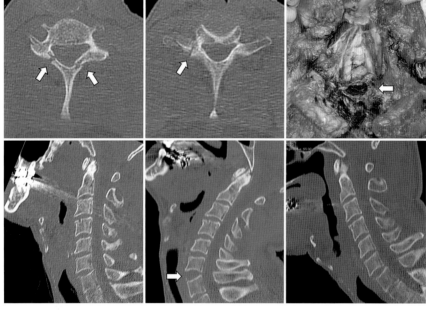

図3
a 第6頚椎椎弓骨折
b 第7頚椎椎弓骨折
c 第6/7頚椎の前縦靭帯断裂と椎間板断裂
d 中間位
e 伸展位
f 屈曲位

a	b	c
d	e	f

➡巻頭カラー参照

● 事例の提示

ここから死後頚椎動態撮影の有用性について、我々が経験した事例を紹介する。

Case 1：50歳代、男性

スキー場の立ち入り禁止区域へ侵入した結果、滑落により死亡した。

第6および第7頚椎椎弓骨折を中間位撮影で同定できたが、明らかなアライメントの異常は認めなかった。伸展位撮影において第6/7頚椎の椎間板前方離開を認め、解剖で同部の前縦靭帯および椎間板の断裂を確認した。Allen-Ferguson分類[6]におけるcompressive extension型に分類される損傷であった(**図3**)。

その他の大きな損傷として、頭蓋骨骨折、頭蓋底骨折、多発脳挫傷を認めた。

Case 2：80歳代、男性

用水路内への転落により死亡した。

中間位では下位頚椎を中心に変性を認めるものの損傷は確認できなかったが、伸展位で本来は変性により可動性が低下しているであろう第6/7頚椎において椎間板前方離開を認めた。解剖では同部の損傷に加え、第4/5頚椎の前縦靭帯部分断裂も認めた。いずれもdistractive extension型に分類される損傷であった。改めて伸展位像を確認したが、第4/5頚椎の前方離開は同定できなかった(**図4**)。

その他の大きな損傷として、顔面を中心とした挫裂創、脳挫傷を認めた。

Case 3：30歳代、男性

高所からの墜落により死亡した。

中間位で第6頚椎椎弓骨折を同定し得たが、少なくとも筆者にとって同定は容易なものではなかった。屈曲位で転位が増大し、頭蓋骨骨折に伴う気脳症のairが介在してより同定が容易になった。compressive extension型に分類される損傷であった(**図5**)。

その他の大きな損傷として、頭蓋骨骨折、脳挫傷、多発肋骨骨折を認めた。

Case 4：70歳代、男性

山林での滑落により死亡した。

第5頚椎椎体骨折を認めた。中間位でも骨折の同定は容易であったが、解剖所見では解剖時の姿勢により骨折部が開いており一見するとCase 1のような椎間板レベルでの損傷と誤認する恐れがあったが、死後頚椎動態撮影において伸展位で転位の増大を、屈曲位で他椎体と比べ圧壊し楔状変形をきたしており、圧迫骨折の形態を呈していた。Case 1のcompressive extension型とは逆の受傷機転であるcompressive flexion型の損傷であり、死後頚椎動態撮影により受傷機転を視覚化することができた（図6）。

その他の大きな損傷として、頭部挫裂創、多発肋骨骨折、右肘関節開放性脱臼骨折、左脛骨高原骨折を認めた。

考　察

死後頚椎動態撮影を行うことのメリットは大きく次の3点である。1点目は、この方法を行う目的であった損傷の転位の増大である。頚髄損傷はたいてい頚椎損傷に伴って発生するとされ、頚髄損傷の同定の第一歩は頚椎損傷の同定であると言える。しかし、死後CTのみで頚椎損傷を同定するには限界がある[7]。特に椎間板の損傷は、剖検時に認めた損傷のうち67.5％が死後CTで見逃されていたとの報告があり[8]、死後CTで頚椎損傷を同定できず剖検時にはじめて損傷に気付くことは珍しくない。死後頚椎動態撮影を行うことで、Case 1、2のような同定の難しい椎間板前方離開の同定が可能となった。またCase 3のように損傷を同定はできるもののそれが困難な場合や損傷か否か判断に迷う場合において死後頚椎動態撮影によってより確実な診断が可能となった。転位が増大することによって損傷の同定がより容易になり、特に同定の難しい椎間板前方離開に対する功績は大きい。

2点目は、受傷機転の視覚化である。法医学領域においては損傷の有無のみならず、ときに受傷に至った状況の推定が必要となる場合があり、損傷の受傷機転を推定することも重要である。基本的には頭部などに付随する損傷やAllen-Furguson分類のような受傷機転で分けられた分類を参考にすることで受傷機転を推定するが、Case 4に挙げたように死後頚椎動態撮影により損傷の受傷機転を視覚化できた事例がありこれは大きなメリットと言える。

3点目は、アーチファクトの方向の変化である。頚部の撮影時にはしばしばCase 1のように歯牙や歯科インプラント、顎骨からのアーチファクトの影響を受ける（図3 d）。死後頚椎動態撮影ではそれぞれのシリーズで頚部に対する顎の位置が変わるためアーチファクトの方向が変わり、1シリーズでは評価が困難な部分を補うことができる。

頚椎・頚髄損傷の同定にはMRIを用いるという考えもある。近年、MRIによる死後画像検査に関する報告も増え、頚椎・頚髄損傷に対してもその有用性は期待されるところである。しかし、死後CTと比べその普及率は低く検査時間の問題もあり、現時点では現実的な方法とは言い難い。一方で我々の方法であれば、既存のCT撮影機と比較的安価な発泡スチロールを準備するだけで導入が可能であり非常にお手軽である。当然撮影にかかる時間は若干延長し体位変換の手間もあるが、それでも余りあるメリットがあると自負している。

ただし、死後頚椎動態撮影を行う上での留意すべき点もある。一つは、全ての損傷に対して転位が増大するわけではないということである。損傷の程度や損傷型によっては転位が増大しない例も一定数あった。Case 2のように前縦靭帯が完全に断裂していた第6/7頚椎の損傷は死後頚椎動態撮影で同定できたが、部分断

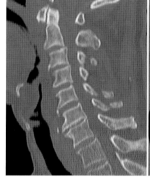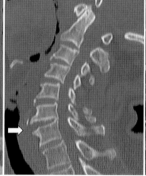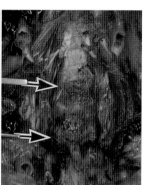

図4
a　中間位
b　伸展位
c　前縦靭帯の第4/5頚椎部分断裂と第6/7頚椎完全断裂

a｜b｜c

➡巻頭カラー参照

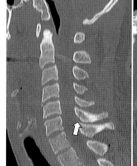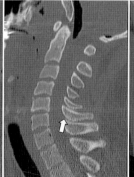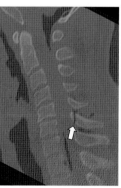

図5
a　中間位
b　伸展位
c　屈曲位

a｜b｜c

裂にとどまった第4/5頸椎の損傷に対しては無力であった。今回提示しなかったが横突起単独骨折や後頭骨環椎脱臼などでも転位の増大はなく、受傷機転が伸展および屈曲によるものでない場合には特に効果が薄いようであり、これがこの方法の限界であった。

もう一つは、頸椎損傷を認めない場合において頸髄損傷がないと言い切ることはできないということである。何度も繰り返すようだが、確かに頸髄損傷はたいてい頸椎損傷に伴って発生するとされ、実際に今回提示した事例を含め頸椎損傷を認めた事例は、死後の損壊による頸椎損傷と考えられた1例を除いて、全てで頸髄損傷を合併していた。一方で、中心性頸髄損傷に代表される頸椎損傷を伴わない頸髄損傷も決して珍しくなく、詳細は省くが自験例においても頸椎損傷を認めなかった事例のうち42.6%で頸髄損傷を認めた。このような頸椎損傷を伴わない頸髄損傷に対する認識は法医学領域にも広がりつつある[7]。

死後頸椎動態撮影によって頸椎損傷を認めなかったからと言ってもそれは頸椎損傷を、さらには頸髄損傷を確実に除外したとは言えない。ご遺体の発見状況や付随する損傷などから総合的に判断し、見えない損傷を見つける努力を怠ってはならない。

まとめ

死に関与する重要な損傷である頸髄損傷を同定する第一歩となる頸椎損傷を同定するための死後頸椎動態撮影について報告した。頸椎損傷の転位が増大し、特に椎間板前方離開の同定に有用であった。一方でこの方法にも限界があることを理解し日々の死因究明業務に当たらなくてはならない。

謝辞

今回の投稿にあたり貴重な機会をお与えくださいました塩谷清司先生、小林智哉先生、メディカルアイ編集部に深く感謝申し上げます。

<文献>
1) Sekhon LH et al: Epidemiology, demographics, and pathophysiology of acute spinal cord injury. Spine 26(24 Suppl): S2-12, 2011
2) R J Soden et al: Causes of death after spinal cord injury. Spinal Cord 38(10): 604-10, 2000
3) M Akhtar Anwar et al: Inflammogenesis of Secondary Spinal Cord Injury. Front Cell Neurosci 10: 98, 2016
4) Koyanagi I et al: Acute cervical cord injury without fracture or dislocation of the spinal column. J Neurosurg 93(1 Suppl): 15-20, 2000
5) 池谷博ほか: あたらしい検案・解剖マニュアル, 2-3, 金芳堂, 京都, 2018
6) Allen BL et al: A mechanistic classification of closed, indirect fractures and dislocations of the lower cervical spine. Spine 7(1): 1-27, 1982
7) Makino Y et al: Spinal cord injuries with normal postmortem CT findings: a pitfall of virtual autopsy for detecting traumatic death. AJR Am J Roentgenol 203(2): 240-4, 2014
8) Makino Y et al: Differences between postmortem CT and autopsy in death investigation of cervical spine injuries. Forensic Sci Int 281: 44-51, 2017

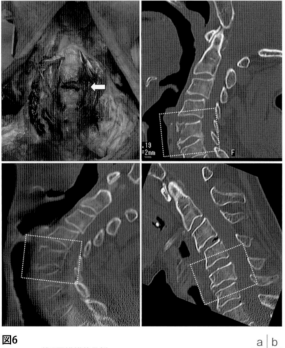

図6
a　第5頸椎椎体骨折
b　中間位
c　伸展位
d　屈曲位

a	b
c	d

● ホルマリン固定臓器のMRI

CLINICAL REPORT

1)福井県立大学看護福祉学部
2)福井大学医学部付属病院放射線部
3)福井大学医学部分子病理学
4)福井大学医学部・Aiセンター

法木左近[1、4]、江端清和[2、4]、稲井邦博[3、4]

● 福井大学Aiセンター

福井大学医学部Ai(Autopsy imaging)センターでは2010年10月から2020年3月までAiを施行した病理解剖を400例以上、法医解剖は1,000例以上を行ってきた。そして、病理医、放射線科医、法医、警察医らが一緒に行う月1回のAiカンファレンスを通してAi画像と剖検結果との対比検討してきた。このAiセンターの特徴は、遺体専用のCT装置とMRI装置(0.3T AirisVento, Hitach)とがあることと、医学画像教育が目的にある点などである[1、2]。

我々は医学教育用にホルマリン固定されたご遺体33症例についてAi-CTを実施し、放射線科医が読影し病変部を指摘し、病理医が解剖実習最終日に病変部組織をサンプリングした症例を報告した。解剖実習遺体はホルマリン固定されているが、Ai-CTにより腫瘍や出血などの病変を検出することができ、6〜7点の組織片をサンプリングすることにより病理学的解析も可能であることを示した[3]。

● ホルマリン固定

ご遺体や摘出された臓器や組織は、そのままでは時間とともに、変性、腐敗していく。そのため、病理学では、摘出された臓器や組織をなるべく摘出時の状態に保つために、固定という処置を行う。固定剤には4つの主なものがある。アルデヒド系固定剤、酸化薬、アルコール系固定剤と金属系固定剤である。アルデヒド(ホルムアルデヒド、グルタルアルデヒド)と酸化薬(オスミウム酸、過マンガン酸カリウム)は、タンパク質を架橋することによって作用する。アルコール系固定剤(メチルアルコール、エチルアルコール、酢酸)は、タンパク質変性薬剤である。金属系固定剤は、塩化第二水銀とピクリン酸の様な不溶性金属性沈殿物を形成することによる[4]。この中でも最も一般的に用いられているのがホルムアルデヒド(ホルマリン)である。一般的に使われる10%ホルマリン溶液とは、37%のホルムアルデヒド(ホルマリン原液)を10倍に希釈した10%ホルマリン溶液を用いる。ホルマリン原液には重合反応を防止するために10%のメタノールが含まれているので、ホルマリン固定も厳密にはアルコール系固定と架橋固定の二相固定と言える。

Aiでは通常、遺体の全身を対象としているが、摘出された臓器も対象となる。この際、ホルマリン固定された臓器もAiの対象となり、EzawaはAi-Organと呼んだ[5]。そして、ホルマリン固定のAiの場合、CTよりもMRIの方がよく用いられる。

● ホルマリン固定臓器の MRI解析の歴史

ホルマリン固定臓器のMRI解析の歴史は古く、1987年、Nagara等は、0.15TのMRI装置を用いて、2年以上ホルマリン固定された多発性硬化症、進行性多巣白質脳症およびBalo's同心円硬化症などの脳についてMRI解析を行い、脱髄巣や血管周囲細胞浸潤などの病理との対比検討を行いその有用性を示している[6]。その後、MRI装置の進歩とともに磁場も強くなり1995年には1.5TのMRIを用いて、脳腫瘍含めた神経病理学所見との相関[7]や、ALSとの相関(1997年)[8]、ラクナ梗塞と拡張したVirchow-Robin腔との鑑別(1998年)[9]などの検討も行われた。

ホルマリン固定脳のMRIについての基礎的検討では、0.5TのMRIを用いてのT1値とT2値の経時的計測(1992年)が行われ、5例のホルマリン固定脳の灰白質と白質のT1、T2時間が計測され、白質のT1より灰白質のT1の減少が大きいために4日目ごろに灰白質・白質コントラスト反転が起こることを示した[10]。また、8台の1.5TのMRI装置を用いた装置間での違いが検討された(1997年)[11]。その後、3TのMRIを用いて、ホルマリンとガドリニウムの混合液を固定に用いることによって脳の灰白質と白質のコントラス

トの上げる方法が報告された[12]。2017年には、業者によるホルマリン固定溶液の組成や濃度による違いについて検討された。組織の緩和時間の減少は4％ホル

マリン固定よりも10％ホルマリン固定の方が2倍速く、業者によるホルマリン固定液の組成の違いと濃度はホルマリンの緩和時間に影響を与えるとした[13]。

このように、ホルマリン固定臓器のMRI解析のほとんどは、脳について検討されてきた。特に、神経変性疾患を対象として画像と病理所見との相関が検討された。しかし、神経変性疾患は生前に診断が付いている事が多い。生前に診断が確定していない病変を検出できるとその有用性はさらに高くなる。そのような例として、脳梗塞があげられる。ホルマリン固定脳のMRI解析は、脳梗塞についても有用であり、我々の症例を提示する。

症例提示

73歳男性。MDSを背景とする急性骨髄性白血病で化学療法により芽球の数は抑えられていたが、汎血球減少の状態が続き、輸血依存状態であった。白血球数低値により感染症を繰り返していた。死亡前日の血液培養では、好気・嫌気ボトルともに陽性であった。死亡直前には、神経学的症状を呈し、刺激しても覚醒せず、睫毛反射なし、瞳孔不同、対光反射減弱を認め、血圧低下により死亡された。脳内出血の有無などを検索目的に剖検となった。

死後5時間後のAiの頭部CT像を示す（**図1**）。明らかな脳出血はみられなかったが、開頭の許可をいただいており、開頭を含めた剖検が実施された。ちなみに、生前には頭部のCT、MRIの撮影はされていなかった。

脳重量1,244g、年齢相当の萎縮を認めるが、肉眼的に出血は認めない（**図2**）。この摘出ホルマリン固定の脳のCT像を示す（**図3**）。左大脳半球にLow-density area（低吸収域）を認める。

MRI像を示す（**図4**）。左大脳半球の同じ部位にT1強調では低信号域を、T2*で高信号領域を認める。FLAIR像で、白く、高信号であった。

ホルマリン固定脳の矢状断割面像を示す（**図5**）割面にはっきりした病変は認められなかったが、MRI画像を参考に、左大脳半球、前頭葉の後ろ、頭頂葉に近い領域で、中大脳動脈域のPR（precentral a.）

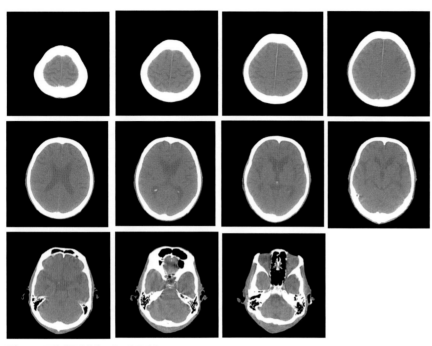
図1 Ai画像（頭部）（死後5時間後）

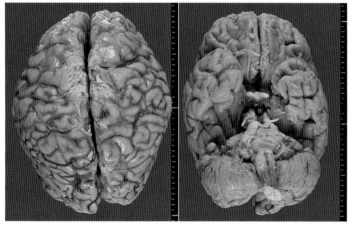
図2 摘出脳固定後（脳重量1,244g）

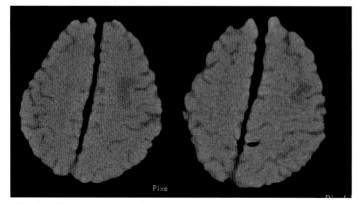
図3 摘出脳のホルマリン固定後のCT

からCE（central a.）あたりの領域に触診で柔らかい部分が確認し、その部をサンプリングした（**図6 a 矢印**）。また、対側を対照としてサンプリングした。病理組織像（**図6 b**）では、病変部では高度の浮腫と神経細胞の変性がみられ、発生から数日（2、3日）の脳梗塞と思われた。Ai画像がなければ、切り出しの際に見逃していた可能性が高いと思われる。

一般的に新しい急性期の脳梗塞はT1強調画像では低信号に、T2強調画像、FLAIR画像および、DWI（diffusion weight image）では高信号を呈する。時間が経過した脳梗塞は、融解がすすみ、T1強調画像で低信号、T2強調画像で高信号だが、FLAIR画像やDWIでは低信号になると言われている。今回のホルマリン固定脳のMRI像も急性期の脳梗塞に合致した所見であったが、これらの読影がホルマリン固定脳にも当てはまるのかはさらなる検討が必要である。

ただこの症例から言えることは、比較的新鮮な脳梗塞は肉眼のみでは認識が難しく、MRIでないと検出しにくいということである。

コロナ感染でも、脳梗塞の発症が言われているが[14,15]、我々の経験でも、院内死亡例において、Ai-CTと病理解剖とを施行した106症例の検討では、Ai-CTで新に脳梗塞が認められた症例が3例（2.8％）あり、いずれの症例も全身感染症であった[16]。これらの症例はCTでも脳梗塞を確認できたが、より新鮮な脳梗塞は、MRIなどの画像情報がないと検出が難しいことがあると思われる。コロナ以外でも感染症の終末期には脳梗塞の発症は意外に多いのかもしれない。

したがって、解剖において摘出された脳については、ホルマリン固定後でもMRIを施行して精査することが重要と考えている。2019年の神経科学に関する総説[17]では、神経疾患における死後MRIと組織病理学とを併せた研究の必要性が強調されている。この死後MRIにはもちろん、*in vivo*（頭蓋内の脳）のみならず、ホルマリン固定脳についても含まれて言及されている。

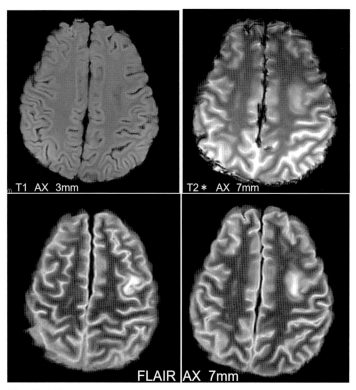

図4　摘出脳のホルマリン固定後のMRI

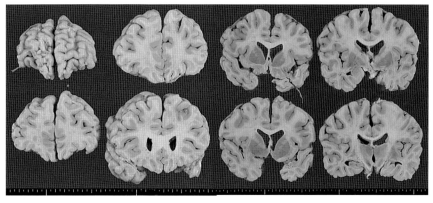

図5　ホルマリン固定脳の割面像

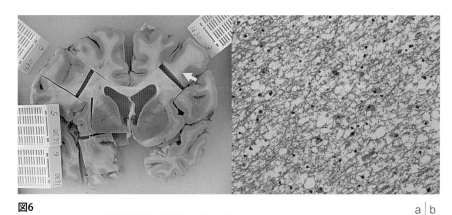

図6

a　ホルマリン固定脳割面からの切り出し（サンプリング）
b　組織像（HE染色）

➡巻頭カラー参照

● ホルマリン固定臓器の MRI研究が難しい理由

しかし、ホルマリン臓器のMRI解析は一般的になっていないのであろうか。大きな理由の一つは、臨床用のMRI装置において、ホルマリン固定臓器を撮影することには施設によって種々の問題があり、実施できないことがあると考えられる。そこで我々は、病理検査用の小型MRIの開発の必要性をとなえている。

この小型MRI装置は、シールドの必要がない0.3Tでなければならないが、我々が、使用している福井大学医学部AiセンターのMRI装置は0.3Tである。現在、3TのMRI画像を観慣れている放射線科医の先生方には、0.3TのMRI画像は解像度が悪いと思われるかもしれない。しかし、対象は動かないし、長時間の撮影も可能である。したがって、この0.3TのMRI装置で何がどの程度分かるのかを明らかにする意味がここにある。

これは、開頭の許可が得られなかった場合、病理解剖中に頭部だけでもMRI撮影するための、解剖室で使用できる小型なMRI装置であり、ホルマリン固定脳のMRI撮影も可能である。

これまで、ホルマリン固定脳のMRIについて、述べてきた。もちろん、脳以外の臓器についてもホルンマリン固定後にMRI解析が可能であり、2000年Ai-organを提唱した江澤の論文では、すでに肝臓について対比検討をしている[5]。そして、現在、我々は心臓について、検討をおこなっている。

ホルマリン固定臓器のMRI解析は、今後もっと一般的にされると予想される。その際、ホルマリンの組成をどうするのか、ホルマリン溶液中で撮影するのか、水中でもよいのか、空中ではどうか、温度やMRI撮影のパラメーターの条件など、その方法も含めて、標準化するには検討する余地が残っており、今後の研究が期待される。

● 最後に、死後変性 細胞の死について

最初に脳梗塞を患った遺体の脳のAi-CT

を見たとき、この脳はすでに全体が死んでいるのに、脳梗塞で壊死した部分と区別がつくのが不思議に思えた。このような印象をもつ放射線科医は多いのではないだろうか。

壊死（necrosis）とは生体内、正確には血液循環が保たれている体内での細胞死と定義されるならば、死体内での細胞死にも名前を付ける必要があるのではないかと考えている。一般的には、死後変性という言葉で言われているが、我々はこれをmortosisと仲間内では呼んでいる。

この場合の死体とは、正確には血液循環が失われた死体である。血液循環が保たれている死体というのが存在するのかと問われるかもしれないが、これは脳死患者がこれにあたる。この場合、脳全体は融解壊死を呈し、病理解剖では人工呼吸器脳と呼ばれる[18]。この状態でAi-CTを施行したならば、脳全体が死んでいる状態であろう。

細胞死について、私が学生時代には、necrosisだけだったが、その後apoptosisが加わった。近年の2018年の総説[19]では、Intrinsic apotosis、Extrinsic apotosis、MPT-driven necrosis、Necroptosis、Ferroptosis、Pyroptosis、Parthanatos、Entotic cell death、NETotic cell death、Lysosome-dependent cell death、Autophagy-dependent cell death、Immunogenic cell deathの12種類に分類されている。しかし、これらはいずれも生体内でのRegulated cell death（RCD）を扱っている。Ai学では、Ai画像の死後変化は重要な研究課題であるが、死体内での細胞死（mortosis）死後変性についてはあまり研究されていない。ホルマリン固定はこの過程は妨げるものであるが、ホルマリン固定ともにこの死後変性の細胞学的な研究も今後望まれる。

<文献>
1) Computational Anatomy Based on Whole Body Imaging. Noriki S. Iino S. Basic Principles of Computer-Assisted Diagnosis and Therapy. Editors: Kobatake, H. Masutani, Y 1.2.1.1 From the viewpoint of medical education. (P.4-P.7), 2017
2) 法木左近ほか: オートプシー・イメージング(Ai)実施のケーススタディ 福井大学医学部Aiセンター ITをベースにした、生涯教育のツールとしてのAiの位置づけ INNERVISION 27: 30-33, 2012
3) Noriki S et al: Pathological analysis of cadavers for educational dissection by using postmortem imaging. Pathol Int 69: 580-600. doi: 10.1111/pin.12857, 2019
4) Thavarajah R et al: Chemical and physical basics of routine formaldehyde fixation. J Oral Maxillofac Pathol 16: 400-405. 10. 4103/0973-029X.102496, 2012
5) Ezawa H et al: Introduction of autopsy imaging redefines the concept of autopsy: 37 cases of clinical experience Pathol Int. 53:865-73. doi: 10. 1046/j. 1440-1827. 2003.01573.x, 2013
6) Nagara H et al: Formalin fixed brains are useful for magnetic resonance imaging (MRI) study Journal of the Neurological Sciences 81: 67-77, 1987
7) Postmortem MRI of the brain with neuropathological correlatio Neuroradiology. 37: 343-349, 1995
8) Abe K et al: Degeneration of the pyramidal tracts in patients with amyotrophic lateral sclerosis. A premortem and postmortem magnetic resonance imaging study. J Neuroimaging 7: 208-12. doi: 10. 1111/jon199774208, 1997
9) Bokura H et al: Distinguishing silent lacunar infarction from enlarged Virchow-Robin spaces: a magnetic resonance imaging and pathological study. J Neurol. 245: 116-22. doi: 10. 1007/s004150050189, 1998
10) Tovi M et al: Measurements of T1 and T2 over time in formalin-fixed human whole-brain specimens. Acta Radiol 33: 400-4, 1992
11) Filippi M. et al: Interscanner variation in brain MRI lesion load measurements in MS: implications for clinical trials. Neurology 49: 371-7. doi: 10.1212/wnl. 49. 2. 371, 1997
12) Kanawaku Y et al: High-resolution 3D-MRI of postmortem brain specimens fixed by formalin and gadoteridol. Leg Med (Tokyo). 16: 218-21. doi: 10. 1016/j. legalmed.2014.03.003,2014
13) Birkl C et al: Effects of concentration and vendor specific composition of formalin on postmortem MRI of the human brain. Magn Reson Med 79: 1111-1115. doi: 10. 1002/mrm. 26699, 2018
14) Zayet S et al: Acute Cerebral Stroke with Multiple Infarctions and COVID-19, France, 2020. Emerg Infect Dis. 26: 2258-60. doi: 10. 3201/eid2609. 201791, 2020
15) Roy D et al: A case of malignant cerebral infarction associated with COVID-19 infection. Br J Neurosurg 1-4. doi: 10. 1080/02688697. 2020. 1779180. Online ahead of print, 2020
16) Noriki S et al: Newly recognized cerebral infarctions on postmortem imaging: a report of three cases with systemic infectious disease. BMC Med Imaging 17: 4. doi: 10. 1186/s12880-016-0174-4, 2017
17) Jonkman LE et al: Post-Mortem MRI and Histopathology in Neurologic Disease: A Translational Approach. Neurosci Bull 35: 229-243. doi: 10.1007/s12264-019-00342-3, 2019
18) 脳死判定の血清学的補助診断法 法木左近 Medical Technology 28: 289-291, 2000
19) Galluzzi L et al: Molecular mechanisms of cell death: recommendations of the Nomenclature Committee on Cell Death 2018. Cell Death Differ 25: 486-541. doi: 10. 1038/s41418-017-0012-4, 2018

CLINICAL REPORT

● 死後CTにおける 株式会社日立製作所の取り組み

株式会社日立製作所ヘルスケアビジネスユニット 診断システム営業本部 画像診断営業部 ｜ 北野 仁

株式会社日立製作所は2006年に死後CT専用に使用される装置を納入して以降、死亡時画像診断は社会インフラにおける重要項目の1つであるとの視点から様々な取り組みをしている。社会情勢の変化から死後CTに供される装置とその運用については多様化が見られるようになってきている。本稿では死後CTに関する日立製作所の取り組みの一部を紹介する。

Since delivering equipment used exclusively for post−mortem CT in 2006, Hitachi, Ltd. has been making various efforts from the viewpoint that post−mortem CT and its diagnosis are one of the important items of social infrastructure. Due to changes in social conditions, the devices used for post−mortem CT and its operation have been also diversifying. Hitachi introduces some of our efforts regarding post−mortem CT in this article.

● はじめに

死亡時画像診断は、全国の各大学を中心に死因究明専用のCT装置を導入する施設が増加しており、2020年4月に死因究明等推進基本法が施行され、この動きは加速しているようにも見受けられる。

株式会社日立製作所(以下、日立)は2006年に死後CT専用に使用される装置を初めて納入して以来、死亡時画像診断は社会インフラの一翼を担う重要項目であるとして取り組んでおり、全国のお客様にCT装置等を導入いただいている。

多死社会を迎える本邦において死亡時画像診断の役割は多様化し、その重要性はますます高まるものと考える。それに伴い死後CT画像は全身の詳細な画像情報の取得が要求される。そのため装置性能として、広範囲での高い空間分解能と連続性、優れた濃度分解能が必要となる。

日立は2013年にオープン＆コンパクトのコンセプトで開発した16列CT装置、また2015年に同装置に64列検出器を搭載した装置をリリースし、CT画像診断のニーズに応えてきた。死後CTの分野においても施設ごとのニーズや社会環境の変化に応じて、CT装置のみではなく各施設の運用や方針に則した検査環境を提供する必要性が高まっていると考えている。

● 車両搭載CT装置

日立は1994年に肺がん検診用途で車両搭載CT装置を納品したことを皮切りに、肺がん検診、死後CT、災害派遣、感染症対策など様々な目的で車両搭載CT装置を納入させて頂いている。2019年には死因究明専用として、64列128スライスCT装置を車両へ搭載し大阪府監察医事務所へ納入した。

運用する施設の要望に応じて電源供給方法などの仕様は異なるが、全ての車両搭載CTにおいてスキャナ、寝台、演算装置などへ振動対策等を施し運用の安定性を確保している。

車両搭載CTは、その機動力と搭載している発動発電機を使用して撮影可能であるという独自性を活かし、災害時の死因究明や死後CT用装置が導入されていない地域へ出向いて検査を実施するなどの活用にも可能性があると考えている。

1. 死因究明用車両搭載CT装置 —大阪府監察医事務所の例—

大阪府では、大阪府全体で年間約12,000件程度の検案数があり、増加する解剖への効率的な対応や遺族感情に配慮した死因診断の手法の一つとして大阪府監察医事務所へ死亡時画像診断用のCTを設置した。また、車両搭載のCTにすることで大規模災害発生時の死因究明迅速化なども視野に入れられている。

通常時は、大阪府監察医事務所に隣接

し駐車している車両搭載CT装置（**図1**）にて、所内からCT稼働用の電源供給を受け死後CTの撮影を行っている。

撮影対象は原則として大阪府監察医事務所担当エリア内での検案で死因不明とされた全件で、2019年度は2019年4月から2020年1月までの10ヶ月間の全検案数3,603件のうち約19％に相当する678件でCT撮影が実施された。

基本的に到着したご遺体は警察官立ち合いのもと、診療放射線技師が撮影を実施する。撮影された画像は、所内の読影端末へ転送され監察医2名にて読影が実施されている[1]。

全長10.95mの本車両は、前方から運転席、発動発電機室、撮影室、操作室の4室に区切られている。駐車スペースなどの関係から車両側面へリフトを装備し、そ

れとは別にスタッフの乗り降り用の扉を車体後部に有している。撮影されるご遺体はリフトを用いて一旦操作室内に収容され、そこから撮影室内へ搬送される。操作室は、ストレッチャーの転回、診療放射線技師、立ち合いされる警察官などの立ち位置を確保するため可能な限りスペースを広く確保している。またご遺体のCT寝台への載せ替え時のスタッフの姿勢等を考慮し撮影室内の壁を一部薄く仕上げる工夫を実施している。

通常時は所内から給電し使用しているが、災害発生時に遺体安置所などへ出向き死因究明を実施する場合や所内からの給電が何らかの理由でできない場合には、車両搭載の発動発電機のみでCTの撮影が可能となっている。

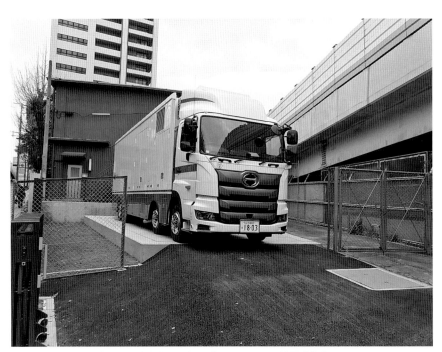

図1　大阪府監察医事務所に停車中の日立64列128スライスCT装置搭載車両

図2　コンテナCT内イメージ図

● コンテナ搭載CT装置

昨今のCOVID-19の流行により、解剖時のリスク管理が話題になっており、解剖前にPCR検査を実施するなどの取り組みもなされている[2]。

日立では、施設内へご遺体を収容する前にCT撮影が可能な環境を提供する目的でコンテナ搭載CTを用意している（**図2**）。6m×2.5mのコンテナ内に撮影室と操作室を設けることが可能で、車両搭載CTと同様に操作室内、撮影室内ともに独立した空調が設置されている。また、操作者の感染防止を考慮して操作室は独立または遮蔽することができ、コンテナ外へのウイルス等の拡散を防止する観点から撮影室を陰圧化することも可能である。

敷地内へ搬入後1日程度で稼働が可能であるため検査開始までの時間を短縮することが可能であり、感染症流行が終息した後は解剖室近くなど施設内への再設置も短期間で行うことができる。

● 日立16列32スライスCT装置/64列128スライスCT装置

2021年1月現在、日立16列32スライスCT装置/64列128スライスCT装置は全世界で約3,000台以上が稼働しており、死亡時画像診断の分野においても多くの施

設でご使用頂いている。

　近年、2種類のエネルギーデータを使用したDual Energy解析、低管電圧撮影による高コントラスト画像の取得、造影剤を使用した血管内病変の死後評価など死因究明の可視化に対する研究が行われている。当社はこれらの技術的要求に応えるための機能を搭載したバージョンを2016年にリリースした。

　このバージョンでは、Dual Energy解析をサポートするため同一軌道上で異なる2種類のエネルギーなどを得る撮影機能のほか、ノイズ低減処理としてニーズの高いハイブリッド型逐次近似画像再構成を従来から搭載している「Intelli IP」と比較し最大2倍程度高速化した「Intelli IP Rapid」などを搭載した。これにより、すでに実装されているストリーク状アーチファクトを抑制する3次元画像再構成アルゴリズム「CORE法」や金属アーチファクト低減技術「HiMAR」などで実現したルーチン画像の高画質化に加えて、ワークフローの向上や前述の研究用途へのアプローチも可能にした。

　現在も千葉大学大学院医学研究院付属法医学教育研究センターにて64列/128スライスCT装置を用いて、全症例を対象にDual Energy撮影を実施され、死亡時画像診断におけるDual Energy解析の研究などが行われている。物質弁別による死因の可視化や歯科領域での鑑別に応用が期待されている[3]（**図3**）。

　更に、広範囲で詳細な画像を取得する必要がある死亡時画像診断では大量の画像演算が必要となる。そのため日立では、演算時間を短縮したいとのニーズに応えるために2019年に新開発の演算装置を搭載した。高速演算装置を搭載した日立16列32スライスCT装置/64列128スライスCT装置は、従来のCT装置（16列32スライスCT装置/64列128スライスCT装置）に搭載していた演算装置に比べ最大1.5倍程度演算速度を向上し、撮影から画像確認までの時間を大幅に短縮することが可能となっている。

　他方、全身の詳細なデータや研究用データの取得において考慮しなければならないのが膨大なデータの管理である。日立は死因究明や研究用途で求められる過去データのFOV、スライス厚、関数の変更などの要望にも応えるためHyper Q-NetRオプションとしてRawDataアーカイブ機能を提供している。RawDataアーカイブ機能とは、LANで接続されたNAS（Network Attached Storage）にRawデータを保管できる機能で、保管されたデータは装置上のアーカイブリストに表示される。これによりスムーズな過去データの画像再構成を可能にするとともに、バックアップとしての役割も果たすことができる。

● ｜ サポート体制

　これまで死亡時画像診断への取り組みやそこで求められる機能を中心に紹介したが、日立では納入させていただいた画像診断機器の安定稼働と高いパフォーマンスの維持のためのサポート体制を整えている。全国9拠点からのアプリケーション担当者と全国58拠点からのサービス員によるオンサイトサポートに加え、リモートサポート機能「Sentinelカスタマーサポート」を提供している。センチネルサーバー側が検知した装置のエラー情報をサービス員へメール送信する機能、装置画面を共有しリアルタイムで操作を支援するリモートデスクトップによるユーザーサポート機能、経年変化を把握し、障害の発生が予測される場合にシステムが自動的に警告通報を行う自動通報機能で納入後の運用を支える。

　さらに一部の装置では、「Sentinelカスタマーサポート」により集められたビッ

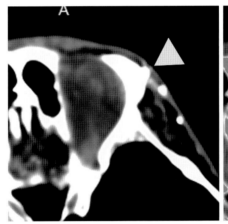 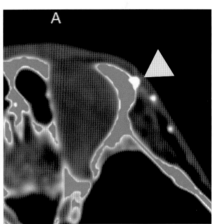

図3　Gunshot residue（GSR）におけるDual Energy解析画像
（画像ご提供：千葉大学大学院医学研究院付属法医学教育研究センター）
　a　CT画像
　b　解析画像

a｜b

➡巻頭カラー参照

図4　Sentinel Analyticsのシステム構成

クデータに機械学習による分析を加えた故障予兆診断サービス「Sentinel Analytics」を追加し、故障発生前に予兆を検知できるようになった。これらの結果から、ダウンタイム低減に寄与している[4]（**図4**）。

● 今後の死後CTへの取り組み

日立は各施設からの要望などを取り入

れ、今後も死亡時画像診断などで必要とされるCT技術の開発を進めていく。また死因究明の分野においてもArtificial intelligenceの活用が盛んになってきている。こうした社会情勢の変化にも対応し、更にITを活用したサービス、多施設連携をサポートするインフォマティクス分野など、死因究明の発展と効率化を実現するソリューションを提供し貢献していくつもりである。

＜文献＞
1) 大阪府ホームページ掲載 令和元年度第2回大阪府死因調査等協議会会議資料より
2) 日本法医学会「COVID−19の剖検における国立感染症研究所からの指針に関して」等より
3) 槇野陽介, ほか：法医解剖前CTの役割とSupria Grandeの利用状況. MEDIX 66：13−18, 2017
4) 稲原徹：超伝導MRI装置向け故障予兆診断サービス「Sentinel Analytics」の開発. MEDIX 66：31−33, 2017

※Intelli IP, HiMAR, Hyper Q-Net, Sentinel, Sentinel Analyticsは株式会社日立製作所の登録商標です。
※Global e-Serviceは日立建機株式会社の登録商標です。
※Pentahoは、Hitachi Vantara LLCの日本及びその他の国における商標または登録商標です。
※IoT(Internet of Things)：さまざまなモノに通信機能を持たせ、インターネットを介して情報交換することにより、モノの識別・監視・制御などを行うこと。

CLINICAL REPORT

日本のテレビドラマに登場したAi

1) 筑波メディカルセンター病院 放射線技術科
2) 茨城県立医療大学 保健医療学部 放射線技術科学科
3) 聖隷富士病院 放射線科
4) 筑波剖検センター

山盛萌夕[1]、小林智哉[2]、塩谷清司[3]、早川秀幸[4]

はじめに

2000年頃から本格的に研究が始まったオートプシー・イメージング(以下 Ai)[1]は、日本では医師兼作家の海堂尊氏が彼の著作「チーム・バチスタの栄光」[2]、「死因不明社会」[3]で紹介して以降、事件解決を描くテレビドラマで取り上げられるようになりました。今回、日本のテレビドラマで取り上げられたAiについて紹介します。

監察医 朝顔[4,5]

ドラマの原作は、同名漫画作品(2006年から「週間漫画サンデー」(実業之日本社)で連載開始、第6巻以降は電子版のみで発刊、2013年発刊の第30巻で完結)です。初回放送は、第1シーズン2019年7月〜(令和に初めてスタートする月9ドラマ)、第2シーズン2020年11月〜(2020年秋クール、2021年冬クールの2クール連続放送は33年の歴史を持つ月9ドラマとして初めて)でした。

「主人公の法医学者・万木朝顔(まき・あさがお/上野樹里)と、彼女の父でベテラン刑事の万木 平(まき・たいら/時任三郎)が、さまざまな事件と遺体に向かい合い、かたや解剖、かたや捜査で遺体の謎を解き明かし、遺体から見つけ出された "生きた証" が、生きている人たちの心まで救っていくさまをハートフルにつづりました。と同時に、母が東日本大震災で被災し、今なお行方が分からないという、癒えることのない悲しみを抱えている朝顔が、心の穴を少しでも埋めるかのように父と肩を寄せ合って笑顔と涙を繰り返し、恋人で刑事の桑原真也(風間俊介)との結婚、娘のつぐみ(加藤柚凪)の誕生を経て、家族とともに少しずつ悲しみを乗り越えていく姿を細やかに紡ぎ上げるヒューマンドラマです。」

第2シーズン第3話「20年前に起きた凶悪事件の犯人か!? ミイラ化した遺体の謎」

「…遺体は完全にミイラ化しており、付近に身元を確認できるようなものもなかったため、年齢や死亡時期の特定は困難だった…。朝顔や茶子(山口智子)らは、ミイラ化した遺体をCTスキャンして画像データを得た後、解剖を行った。しかし、内臓解剖所見のみでは個人を特定することは困難だった。続けて、法歯学者の絵美(平岩 紙)が、遺体と、桑原が持ってきた佐竹の歯科記録を照らし合わせた結果、このミイラ化した遺体は佐竹でないことが明らかになる。…歯の象牙質から取り出したアスパラギン酸の検査で、年齢は65歳プラスマイナス2〜3歳と推定された。また、薬物検査の結果、肺高血圧症の基礎疾患があることもわかる。…そこで光子(志田未来)は、遺体についていた昆虫から、遺体は死後3ヵ月から6ヵ月程度だと告げる。…」

腐敗したご遺体のCT撮影

私が勤める筑波メディカルセンター病院は1985年に設立され、1986年に茨城県の筑波剖検センターが院内に併設されました[6]。『悪を裁く法医学・殺人捜査』(にちぶん文庫)には、その当時の筑波剖検センターが解決した事件として「空白の八時間とアリバイ工作 住宅街主婦殺人事件」が紹介されています。剖検センターでは、常勤の法医学医師(一般病院内に法医学医師が常駐しているのは日本ではここだけ!)が、行政解剖に準じた承諾解剖、新法解剖、司法解剖といった全て

の種類の法医解剖を施行しています。2016年4月には、剖検センター解剖室前にご遺体専用CT装置が設置されました（**図1**）[7]。最初は80列多検出器CTを導入予定でしたが、2015年9月の関東・東北豪雨による鬼怒川堤防決壊、大水害により県からの補助金が減額され、16列CTに変更されました。2019年度の撮影件数は341件でした。

茨城県警から剖検センターへ搬送される異状死症例は腐敗したご遺体が多いです。これらのご遺体は専用の納体袋に収納されていますが、それでも撮影室には腐敗臭が漂います。この臭いは本当に強烈で、解剖医は「僕は臭いに慣れていますが、シャワーしないで、そのまま公共の乗り物に乗ったりすると、自分の周囲から乗客が逃げ出していきます。」とおっ

しゃっています。また、ご遺体専用機が設置以前、準夜帯に臨床CT装置で死後3ヶ月程度の腐敗が進行したご遺体を撮影したところ、消臭スプレーを2本使用しても部屋の腐敗臭は抜けず、さらには廊下に漏れ出した腐敗臭で病院内が大騒ぎになったことがありました（この事件が、剖検センター内ご遺体専用機設置のきっかけの一つとなりました）。このようなご遺体には数え切れないくらいのウジ虫が付着していることが多いです（**図2**）。完全にミイラ化〜白骨化したご遺体の臭いはそれほどでもありません。

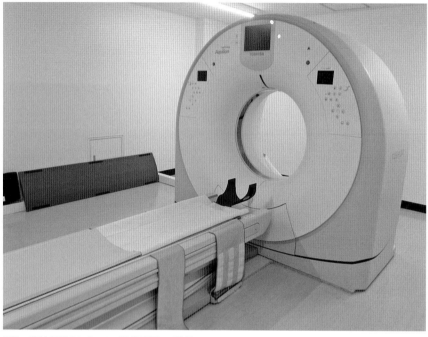

図1　筑波剖検センターのご遺体専用CT装置
（Aquilion Lightning：キヤノンメディカルシステムズ株式会社

● 法医昆虫学[8,9]

ハエは通常、1回に50〜150個、一生に500個の卵を産みます。卵は乳白色・長楕円形で、1日足らずで孵化します。幼虫は4〜日程度で成熟し、蛹になります。蛹の期間は4〜5日なので、卵から成虫まで2週間足らずです。これらの知識を利用して、死亡時期を推定します。

死体の腐敗分解の過程（新鮮期・膨隆期・腐朽期・乾燥期）と主な昆虫相の遷移として、新鮮期〜膨隆期にかけてクロバエ科・ニクバエ科・シデムシ科がよく見られます。腐朽期にはショウジョウバエ科・ミズアブ科・チーズバエ科・カッコウムシ科・ケシキスイ科が多く見られ、腐朽期〜乾燥期にはカツオブシムシ科がみられます。ドラマ内では、乾燥したご遺体につくカツオブシ虫と、完全に乾ききっていないご遺体につくホシカムシという虫がご遺体に付着しており（＝完全に乾燥してから間もない状態を意味します）、死後3カ月から6カ月ほどと推定していました。

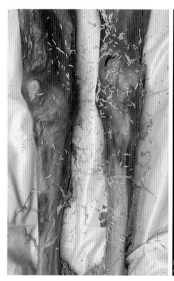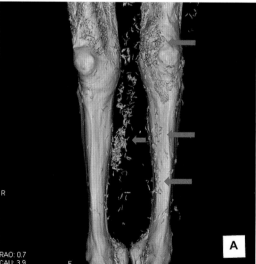

図2　ウジの画像
a　検案時に見られた下腿に付着するウジ
b　下腿のCT 3次元画像（ウジ：矢印）

a | b
⇒巻頭カラー参照

★ ラジエーションハウス[10〜12]

ドラマの原作は、同名漫画作品（2015年から「グランドジャンプ」(集英社)で連載開始、現在も連載中）です。初回放送は2019年4月〜（平成最後の月9ドラマ）で、最高視聴率は特別編の15.6％、今回紹介する第5話の視聴率は10.8％でした。

「我々の病気を見つけるのは、目の前にいる主治医だけではない。病の原因を探り、レントゲンやCTで病変を写し出す放射線技師、さらには、画像を読影し、病気を診断する放射線科医という者たちがいる。彼らが身を置くのは放射線科、"ラジエーションハウス" そこで働き、患者の病、ケガの根源を見つけ出す "縁の下のヒーロー" たちの戦いを描く。

五十嵐唯織(いがらし・いおり/窪田正孝)は、写真には必ず "真実" が写ると信じている診療放射線技師。アメリカで最も権威ある放射線科医から認められた後、帰国し、ヒロインの甘春杏(あまかす・あん/本田 翼)が放射線科医として勤務する甘春総合病院で働き始めることに…。」

第5話「絶世の美少年が死亡 犯人は誰!?」

「裕乃(広瀬アリス)は、威能(丸山智己)が遺体画像を見ていたことに驚く。実は威能は、CTやMRIを使って遺体の死因を究明するオートプシー・イメージング─通称『Ai』と呼ばれる死亡時画像診断のスペシャリストだった。鏑木(浅野和之)は、放射線科の受診患者増加などを理由に、Aiの受け入れを最小限にとどめようと提案していた。だが、院長の渚(和久井映見)は、Aiと解剖を組み合わせることは医療界全体の未来にとって必要だと考えていた。そんな折、ラジエーションハウスに、公園で倒れているところを発見され、その後死亡が確認された美しい顔の少年・藤本直樹(南出凌嘉)のAi依頼が届く…。辻村(鈴木伸之)は、心臓付近に擦過傷が見られたことから、胸骨の未発達な子どもの胸に衝撃が加わることで起こる心臓震盪の可能性に言及した。…唯織は、威能が撮影した直樹のCT画像をすぐにチェックした。すると、脳や心臓には異常がなかったが、肝右葉前区域損傷が確認された。直樹の死因は、肝臓破裂による出血性ショックの可能性があった。…」

ドラマのモデルとなった事件[13, 14]

ドラマのモデルは以下のような事件でした。「土木作業員が現場で倒れていると

ころを同僚が発見した」という触れ込みの患者さんが、心肺停止状態で筑波メディカルセンター病院に搬送後、蘇生術を施行するも死亡が確認されました。体表所見では、左前胸部〜腰部のそれぞれわずかな表皮剥離と皮下出血を認めたのみでしたので、内因性急死を疑われました。死後CTを撮影すると、肝挫傷、腹腔内出血、腹腔内遊離ガス、気胸、骨折などの多発外傷性変化を認めたため、行政解剖に準じた承諾解剖が施行されました。そして、外傷性死であることが確定した時点で司法解剖に変更されました。この事例では、同僚が本屍を掘削機械と建物との間に挟み付けておこった事故だったことが判明し、その同僚は業務上過失致死で逮捕されました。

放射線技師におけるAi

筑波メディカルセンター病院は、1985年の開院以来、心肺停止状態で搬送され、蘇生術を施行されるも死亡した症例に対して、死因をスクリーニングする目的で死後CTを撮影しています。剖検センターで取り扱う警察依頼症例にAiを施行していることは前述しました。私は日頃から毎日のようにAiに携わっており、午前中は健診、午後は検死(本来業務中に一時的に抜けて撮影)ということがよくあります。

死後CT撮影後には、そのCT画像に対して再構成処理や三次元画像表示させ、放射線読影医、法医学解剖医、警察官がご遺体の状態を理解してもらいやすくなるように努めると同時に、実際に読影補助として報告書にあらかじめ所見の有無を記載し、読影医に添削して頂いています。Aiの研究もしており、加算処理をすることで画質を向上させる方法(加算CT、fused CT)を論文で報告しています[15〜17]。ご遺体は被ばくを考慮する必要がなく、動かないので、何度も同じ部位を撮影することができます。それらデータを加算すると、真のデータは強調される一方で、各撮影でランダムに発生するノイズは相殺されて減少します。詳しくは、Rad Fan 今号の小林論文(30ページ)をご覧下さい。

解剖を見学する意義

筑波剖検センターでは平日ほぼ毎日解剖が施行されており、希望すれば、その見学も受け入れられています。放射線技師は常日頃、画像に変換された体内を観察していますが、実際に体内を肉眼でみる機会は非常に少ないです(学生時代に病院実習で見学したことがある技師がいる程度)。私も学生時代には病院実習で解剖見学をしたことがなく、人体の構造は教科書でしか見たことがありませんでした。そのため、私が剖検センターで初めて解剖を見学した時、大きな衝撃を受けました。本物の臓器を見ると(解剖autopsyの語源は 'auto自分で＋opsis見ること' です)、実際の臓器の色や形状がイメージしていたそれらと異なるものがいくつもありました。これは私だけでなく、当院に実習に来られた放射線技術学科の学生さんからも、解剖見学後に「脂肪って黄色いんですね。」と言われたことがありました。また、臓器を触知して、その柔らかさや質感に驚きました(正常の肺は軽くて蒸しパン状ですが、肺水腫を伴った肺は重く、気管から滲出物が滴り落ちてきます)。臓器、内容物の重量測定や試料採取などを行う様子を見学し、解剖がどのように施行されているのかも知ることができました。

筑波メディカルセンター病院とラジエーションハウスの関わり

「ラジエーションハウス」の漫画とドラマの医療監修のお一人は、筑波メディカルセンター病院で診療放射線技師として11年間勤務されていた五月女康作氏(現東京大学大学院総合文化研究所特任助教)です(もう一人は相良病院の戸﨑光宏氏で、乳腺画像診断で超有名)。「ラジエーションハウス」作画担当のモリタイシ氏は五月女氏の高校時代の同級生で、次の漫画の主題は何が良いか五月女氏に相談すると、「放射線技師はどう？」と言われたことが、「ラジエーションハウス」誕生のきっかけだったそうです。当院は、

作家の横幕智裕氏や漫画家のモリタイシ氏からモダリティごとに多くの取材を受けましたので、漫画内の風景は当院のそれにそっくりであることが多いです（当院の放射線技師のおそらくこの人がモデルになっただろうと想像できる登場人物も）。テレビドラマ内の放射線技師役の俳優さ

んの指導も当院のスタッフが多く担当し、ロケ地の一部は当院でした。主演のヒロイン（甘春杏/あまかす・あんず）役の本田翼さんは、役を演じるにあたり、「診療放射線技師の仕事がどのようなものか見学させて下さい。」と、一度お忍びで当院に来院されました。大きめのマスクをして正体を隠しておられましたが、非常に良い香りと共に漂うオーラが尋常ではなく、院内ではすぐに彼女と気づかれていました。いつもは寡黙な技師長も彼女の前ではとても雄弁でした。

テレビドラマが放送される約1年前に開催された第16回Ai学会学術総会（2018年7月：大会長 筑波メディカルセンター 小林智哉、於つくば国際会議場）では、集英社、横幕氏、モリタイシ氏の協力を得て、大会ポスターを作成して頂きました（**図3**）。

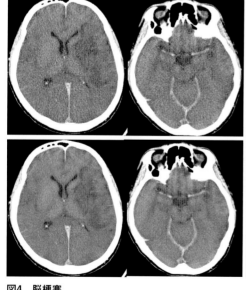

図3 第16回Ai学会学術総会ポスター

★ 科捜研の女[18, 19]

この警察ドラマシリーズは、テレビ朝日・東映の製作で1999年以降、放送されていま

す。そのスタートから21年（現在放送中の連続ドラマ内で最長寿）、2020年10月から放送中のシーズン20（テレ朝木曜ミステリー午後8時）も好調です。2021年には初の映画が全国公開予定です。

「京都府警科学捜査研究所（通称・科捜研）の法医研究員・榊マリコ（沢口靖子）を中心とした、ひと癖もふた癖もある研究員たちが、法医、物理、化学、文書鑑定などの専門技術を武器に事件の真相解明に挑む姿を描く」

シーズン18第8話（最終話）「悩める解剖医/土門東京へ…マリコ最終鑑定!! 夫の解剖を拒否する妻」（初回放送は2018年12月）

「プロゴルファー・矢吹伸太郎（柴木丈瑠）の遺体が自宅で見つかった。マリコ（沢口靖子）は、着衣の袖口から黄色い物質、右手首にかぶれと圧迫痕を発見する。所轄の岩尾刑事（山本圭祐）は、"鬼嫁"と評判の伸太郎の妻が怪しいとにらむが、妻は病死だと主張し、解剖を拒否する。そこでマリコは早月（若村麻由美）に頼みCT撮影を行ったところ、脳梗塞だったことが判明。そんな折、伸太郎の母親が突然署に来訪し、慎太郎の妻の犯行を主張する。…早月は意図的に脳梗塞を起こした可能性に気付くが…。」

● 死後CT上の脳梗塞

死後は全脳虚血状態なので、死後頭部CT上も、蘇生後の低酸素脳症のように脳全体が低吸収になっているのではないかと想像されるかもしれませんが、そうではありません。生きているときの脳梗塞は、細胞性浮腫から血管原性浮腫になった段階でCT上の明瞭な低吸収として描出されます。急性死の場合、突然の全脳虚血から細胞性浮腫が起こりますが、血流がなく血管原性浮腫が起こらないため、脳実質は明瞭な低吸収にはなりません。生前CTで明らかな低吸収を示す脳梗塞は、死後CTでも同様に描出されます。

脳梗塞が原因で死に至った症例を示します（**図4**）。症例は40代男性。リビング床上に上半身はTシャツのみ着衣、下半身は裸、仰向けで倒れている状態で発見

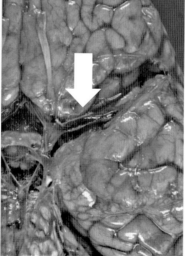

図4 脳梗塞
a 1回撮影のコンベンショナルCT：ノイズが多い。
b 3回撮影し加算処理をしたコンベンショナルCT：ノイズは減少している。
c 解剖：左中大脳動脈内に血栓を認める（矢印）。

a	c
b	

➡**巻頭カラー参照**

されました。頭部CTの一回撮影で左中大脳動脈領域に梗塞を示す低吸収を認めますがノイズが多い画像です。両側中大脳動脈は高吸収です。生前CTでこのような所見を認めれば、中大脳動脈の血栓塞栓(hyperdense MCA sign)や蘇生後脳症における血流うっ滞を考えます。前述の加算CT(今回は3回加算)を行ったところ、ノイズは減り、脳梗塞の輪郭が明瞭化しました。中大脳動脈高吸収の有意な左右差ははっきりせず、血栓は同定できませんでしたが、解剖では、左中大脳動脈内に血栓を認めました。加算CT上のノイズは、加算回数の平方根に反比例します(100回加算で1/10、25回加算で1/5、3回加算だと0.58)。加算の条件を変えて撮影するなどの工夫を加えれば血栓塞栓を描出できるようになるかもしれませんので、さらなる研究が必要と考えています。

今回、紹介した症例のような中大脳動脈領域の梗塞は日常診療でも少なからず経験しますので、'これだけで本当に死ぬのか?'と疑問に思われるかもしれません。しかし、一人暮らしの場合、自分で助けを呼ぶことができず、発見もされず、そのまま衰弱死、あるいは冬期であれば低体温死してしまうことが決して少なくありません(気温が10℃でも低体温死します)。

★ アンナチュラル[20〜22]

このドラマは、野木亜紀子氏(大ブームを巻き起こした「逃げる恥だが役に立つ」の脚本家)によるオリジナル作品で、初回放送は2018年1月でした。「死因不明社会2018」では野木氏と海堂氏が特別対談されています。

「…女優・石原さとみが今回演じるのは、日本に170名ほどしか登録がない"法医解剖医"の三澄ミコト(みすみみこと/石原さとみ)。ドラマの舞台となるのは、日本に新設された死因究明専門のスペシャリストが集まる「不自然死究明研究所(UDIラボ)」。そこに運び込まれるのは、"不自然な死"(アンナチュラル・デス)の怪しい死体ばかり。ミコトはクセの強い

メンバーたちと共に、連日UDIラボに運び込まれる死体に向かいメスを握る。」

第5話「死の報復」

「…ミコト、東海林、六郎は中堂の自宅で中堂と一緒に採取した海水の分析をすることになり、果歩が遺体発見現場の青森埠頭で死んだことがわかる。西武蔵野警察署の毛利刑事から、果歩の遺体が死亡時画像診断を受けていたことがわかり、その画像から果歩が「エベック反射」で死んだことが判明する。死亡時画像診断とは死後直後の遺体をCT撮影し、そのCT画像から死因を究明する画像診断のことで、エベック反射とは顔面から冷たい水に落ちると衝撃で気を失う神経反射のことだった。このことから果歩はエベック反射が原因で溺死したことがわかる。一方、中堂は果歩の死因を伝えるために巧に会う。エベック反射は顔面から海に落ちて起きる現象で、目撃した釣り人は、女性は足から海に落ちたと証言していた。…」

● 異常死と異状死の違い[23]

異状死体とは、「確実に診断された内因性疾患で死亡したことが明らかである死体以外のすべての死体」を意味します。全死亡は病死・自然死と異状死に分けられ、異状死については警察の死体取扱規則による検分が開始され、この時点では犯罪性の有無は問題となりません。「異状」は犯罪性としての「異常」とは異なり、死因調査を始める端緒と言えます。

「異状」は英語でunusual(un＋usual＝通常でない)、「異常」は英語でabnormal(ab＋normal＝正常でない)と表現します。ドラマの題名「アンナチュラル」はunnatural(un＋natural＝自然でない)という意味で、ドラマの副題「不自然な死は許さない」につながります。

● 溺死[24〜29]

溺水の原因のほとんどは、水が肺に入り窒息を起こすことによる湿性溺水(ウエットドローニングwet drowning)です。この場合には、呼吸で肺に水が流入し、

意識消失により声門が開き、肺胞は大量の水で満たされます。そのうち呼吸は停止し、低酸素状態から不整脈、心停止を起こします。一方、冷水刺激により喉頭痙攣や気管支痙攣を起こし、肺への水の流入が見られないか、あるいはごくわずかのみ認めるものが乾性溺水(ドライドローニングdry drowning)です。

ドラマ内では胸腔液調査の結果、飛び込んだ地点ではなく発見現場で死亡したことが判明しました。死亡時画像診断のCT画像を再確認すると、普通の溺死より肺が小さく乾性溺水が考えられました。顔面から冷水に入ったときに稀に発生するエベック反射により水中で脈が遅くなり、気を失った状態になってそのまま溺死し、飲んだ水の量も少なく肺も小さかったのだとミコトが考察しています。

全身が水に入った場合の溺死の全経過は一般に5〜10分といわれています。溺死の主な解剖所見として微細泡沫・溺死肺・プランクトンの有無があります。微細泡沫とは、水中での呼吸によって、気管の中を溺水が激しく出入りするため、気道の粘液・水・空気が激しく攪拌されて泡沫となります。その泡沫が死後に気管から押し出され、口や鼻に泡沫が見られます。溺死肺とは多量の溺水を吸引したことで生じる肺の膨隆のことです(水性肺気腫)。プランクトンの有無として大循環系臓器内からプランクトンを検出すれば溺死の診断根拠になるとされています。一方、死後CTでは副鼻腔内の液体貯留、肺のすりガラス影、気道内の液体貯留などがよく見られます(**図5**)。

★ ゼロの真実 ～監察医・松本真央～[30, 31]

このドラマは、大石静氏(「セカンドバージン」など数々のラブストーリーを手がける'ラブストーリーの名手'と呼ばれる脚本家)書き下ろしの法医学ドラマです。初回放送は2014年7月でした(テレ朝は木10)。

「監察医務院。そこは、人間が受ける最後の医療現場。急性死、事故死、自殺など、すべての不自然死の行政解剖を行う場所である。日本の現状は、異常死体の

平均解剖率だけを見ても、欧米よりもはるかに下回る水準。慢性的に人手が不足し、多くの事件を見過ごしている可能性が指摘されている。そんな厳しい現状の中、新人監察医として法医学の世界に飛び込んでいくことになるのが、武井咲演じる主人公・松本真央。彼女は、IQ150の頭脳と類まれな監察眼を併せ持ち、アメリカでの飛び級を経て、若くして監察医となった才女。しかし、異性にも、オシャレにも、出世や名誉にも頓着せず、唯一興味を示すのは、遺体の検案・解剖のみという変わり者。彼女は、様々な事情で命を落とした遺体と向き合い、声なき声を聞くことで、隠された真実を解き明かしていくことになる。」

第4話「女監察医の宣戦布告…!! ミイラ遺体の驚くべき正体」

「検案のために山奥の廃墟に訪れた真央と指導医の中山、そして保坂。廃墟の中にはミイラ化した遺体があった。遺留品は、着ていた衣服と靴だけで、その他の身元が特定できるものは何一つなかった。そこでミイラ化した遺体は中央監察医務院で解剖することになった。ミイラ化した遺体は、心臓が枯れ果て、胃も紐のように細くなり内容物を解読することも困難で、解剖してもほとんど有力な情報は得られなかった…。その後、Ai(死亡時画像診断)にかけると、胸骨と肋骨に傷痕が見つかった。この二つの傷が一度にできたとしたら、背後から刺されて心臓損傷が死因の可能性が出てきた。アイスピックにような尖った凶器で刺した傷がミイラ化して判別できなかったため解剖で死因がわからなかったのだ。そして事件性が出てきた遺体は司法解剖に回された。」

● ミイラ化した遺体[32〜34]

ミイラ化とは、死体が高温で風通しのよい乾燥しやすい場所に置かれた場合、自己融解、腐食が停止し、乾燥が高度に進行し、皮膚が褐色調を呈し革皮様化した状態をいいます。死体の水分が50〜60％程度まで低下すると腐敗菌の増殖が抑えられ腐敗は停止し、そのあとは乾燥のみが進行しミイラ化が完成します。ミイラ化に要する期間は成人では普通2〜3ヶ月、小児では2〜3週間程度と言われています。

博物館の展示で最も人気があるのは恐竜で、その次がミイラだそうです。最近、考古学の新しいアプローチ方法として博物館で展示されるミイラ(例：ツタンカーメン、インカ帝国展、グレートジャーニー展など)にも非破壊検査であるAiが施行され、ミイラ研究の方法を根底から変え、学問的位置や社会的意義すらも変えるとともに、来館者からも非常に大きな反響があるそうです。

☆ 監察医 篠宮葉月 死体は語る[35,36]

上野正彦氏(元東京都監察医務院院長)の大ベストセラー「死体は語る」(文春文庫)を原作とした「死体を解剖して死因を解明する、美貌の監察医・篠宮葉月が難事件解決に挑む人気ドラマシリーズ」です。第1話は2001年放送で、今回紹介する第9話は2008年5月にテレビ東京・水曜ミステリー 9で初回放送されました(2019年9月にテレ東・午後のエンタ・傑作ミステリーで再放送)。

第9話「甲州路連続殺人事件！謎の焼死体 奇妙なCT画像が語る魔性の女の過去とは!? 富士を濡らす母の涙」(このドラマシリーズのサブタイトルは長いものが多いです)

「監察医の葉月(高島礼子)は、仕事で山梨を訪れた矢先、焼死体で発見された東京の探偵・権藤(梅垣義明)の解剖を担当。左手首に噛まれた痕と気管支に焦げがなく、殺害されたことが判明する。事件の捜査が進む中、目撃情報や遺体に残された歯形から、葉月の友人で地元県議会議員夫人・慧子(床嶋佳子)の義娘・綾香(星井七瀬)に殺人容疑が…。葉月は綾香の無実を信じ、友人親子を窮地から救うため事件の真相に迫る。…権藤の死後頭部CTをみると動脈内に空気が入っており、空気塞栓が疑われた。…」

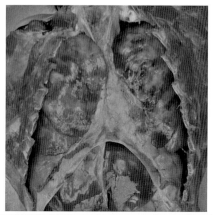
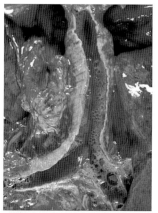
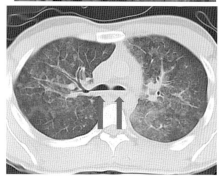
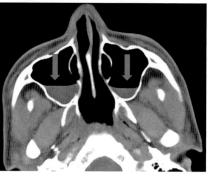

図5　溺水症例
a	b
c	d

a　胸腔の解剖写真：両肺は膨隆している。
b　加割した気管の解剖写真：気管内に泡沫状液体が貯留している。
c　胸部死後CT：両側びまん性にスリガラス様陰影が広がり(解剖では肺水腫に相当)、両側主気管支内に水平面形成した液体貯留を認める(矢印)。
d　頬部死後CT：上顎洞内に水平面形成した液体貯留を認める(矢印)。

➡巻頭カラー参照

死後CTの得意・不得意

死後CTは、脳出血、くも膜化出血、大動脈解離、大動脈瘤破裂といった出血性死因を検出することができます。皮下組織や体腔内のガスや液体は解剖すると空気中に逃げたり、分布を変えてしまいますが、死後CTでは気胸や空気塞栓、胸腹水貯留などをそれらの状態を変えることなく描出します。死後CTは骨折の評価も得意です。一方、ほとんどの死後CTは造影されないこともあり、コントラストがつきにくいことから軟部組織の損傷や心疾患の診断は不得意です。非造影死後CTでは、基本的に冠動脈内血栓も虚血心筋も描出できません。薬毒物の診断は血液、尿検査に任せる必要がありますが、大量に薬物内服していた場合には、胃内に高吸収の薬物が描出されていることがあります（**図6**）。睡眠薬の原材料には原子番号が高いものが多く、X線吸収は原子番号の3乗に比例しますので、CT上は白く写ります。

チーム・バチスタの栄光[37~39]

ドラマの原作は、海堂尊氏の大ベストセラー同名長編小説（宝島社）です。2008年2月に映画化され（**図7**）、同年10月に待望のドラマ化（フジテレビ・火曜夜10時）されました。テレビドラマの結末は、原作および映画とは異なるオリジナルとなっています。

「東城大学医学部付属病院で、心臓病の難手術で成功率100％を誇っていた"チーム・バチスタ"と呼ばれるバチスタ手術専門チーム。しかし、3例立て続けに術中死が発生してしまう。果たしてそれは、医療過誤か、殺人か。その原因を探るため、同病院の万年講師・田口公平が、厚労省の変人官僚とともに、連続不審死の謎を追っていく。」

第6話「オペ室の完全犯罪…犯人はお前だ」
「田口（伊藤淳史）は必死に蔵田（田村元治）へのバチスタ手術を阻止しようとするが、鳴海（宮川大輔）や警備員たちに押さえつけられてしまう。田口から電話を受けた白鳥（仲村トオル）も東城医大へとタクシーを飛ばすが、蔵田へのバチスタ手術は始まってしまった。オペ室に入室さえもできなかった田口が観覧室から手術を見守るしかない中、蔵田へのバチスタ手術は進められる。肥大した心筋を切除・切片の検査、そして再び心筋を縫合する作業は滞りなく進んでいく。最後に心血流を再開し、鼓動が再開すれば手術は成功する。全員が祈るような気持ちで手術台の上の蔵田を見守っていた。…しかし3分が経過するも再鼓動せず、氷室（城田優）が強心剤を打つも戻らなかった。…原因を解明するため、遺族の承諾を得てもう一度心臓を開いて解剖するが何もわからなかった。…心臓だけじゃなく全身解剖するしかないと白鳥は言うが、それは難しい。遺体を傷つけずに遺体を調べる方法として、Ai（MRI）を行うこととなった…。心臓を撮像すると右心房に白い部分があり、スワンガンツカテーテルが通るラインだった。…」

MRIの利点・欠点[40~43]

死後MRIは死後CTよりもコントラスト

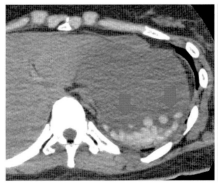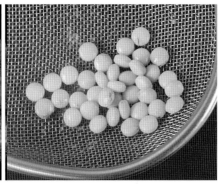

図6　胃内の薬物
　a　死後CT：胃内に高吸収物質を多数認める（矢印）
　b　解剖：胃内容物を濾して残った錠剤

a | b

➡巻頭カラー参照

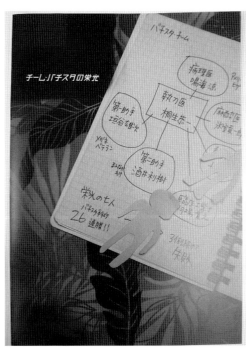

図7　「チームバチスタの栄光」の映画パンフレット

分解能に優れています。そのためCTでは描出が難しい頚髄、頚椎椎間板の損傷、虚血心筋といった軟部組織病変の詳細な評価が可能です。

一般の病院では、臨床機を用いて死後MRIを実施しています。MRI撮像時間は30〜60分掛かることが多いので、生きている患者さんを撮像している日勤時間帯に施行するのが難しく、平日であれば日勤業務時間外の準夜、深夜、早朝の時間帯あるいは休日に実施するしかないのが現状です。

遺体の体温は周囲温度と等しくなるまで低下します。温度変化は水や脂肪のT1、T2値を変化させますので、死後MRIの組織コントラストは生体のそれと異なります。例えば脳脊髄液信号を抑制する頭部FLAIRについて、ご遺体を生体条件で撮像すると、脳脊髄液信号の抑制が不良となります（cold FLAIR）。これは脳脊髄液の温度低下がT1値を短縮させ、組織の縦磁化成分が0になる点null point（ヌルnullはドイツ語でゼロの意味）が短くなるからです。反転時間TI＝0.693×(74.4×直腸温＋1813)とわれわれは報告しており、この式を用いて計算したTI値を設定すると、脳脊髄液の信号は抑制されます（**図8**）。

「チーム・バチスタの栄光3―アリアドネの弾丸―」では、Aiセンター内で最新の縦型MRI装置の運用を試みており、同装置内で殺人事件が起きました。

☆ 相棒[44, 45]

この刑事ドラマシリーズは、テレビ朝日・東映の製作で2000年以降、放送されています。そのスタートから20年、2020年10月から放送中のシーズン19（テレ朝水曜午後9時）も好調です。私達の調べた限りでは、テレビドラマに初めてAiが登場したのは、「相棒」シーズン6第18話です。

「警視庁生活安全部特命係。またの名を"警視庁の陸の孤島"。生活安全部の所属となっているのは、あくまでも便宜上。余程のことがない限り仕事が回されることがない特命係は、いわば警視庁の"窓際"だ。現在その特命係に所属する刑事、杉下右京（警部）（水谷豊）はかつて捜査二課に所属し、警視庁内でもピカ一の敏腕刑事と言われたが、そのユニーク過ぎる人柄が災いし警視庁の中で孤立。自然、上層部との折り合いも悪くなり、ついに窓際へと追いやられてしまった。そんな右京が自身の下についた相棒と共に超人的な推理力・洞察力を駆使して活躍していく刑事ドラマ。」

シーズン6第18話「白い声」（初回放送は2008年3月）

「…。右京（水谷豊）と薫（寺脇康文）は

改めて捜査を始めると彼女は病死ではなく何者かに殺された可能性が浮上する。熊沢刑事が死因判断を間違ったのではと指摘するが、熊沢刑事は認めない。…そんな中、中津留（山本 亘）が、娘が住んでいたマンションの前で死亡しているのが発見された。警察は心不全と判断したが、実は青酸ソーダを飲んで自殺したのだった。…右京は大学の法医学教室に依頼して中津留の遺体をCT撮影してもらい、熊沢刑事に画像を提示する。その画像では中津留の食道がひどく爛れており青酸化合物による腐食の可能性を示唆していた。…右京は、中津留は自分の命と引き換えに東調布署に自分を順子の時と同様病死と診断させて警察が死因の判断ミスを犯してしまう事を証明したかったのではと…。」

● 日本の死因究明制度について[3, 46〜49]

この回は、死因究明システムへの問題提起をしていました。2007年6月に力士急死事件（相撲部屋の若い力士が稽古の最中に急死し、最初は病死とされていたが、実は親方や兄弟子が暴行を繰り返したことによる多発性外傷性ショック死であったことが後に判明）が起き、同年11月の米ロサンゼルス・タイムス紙は、愛知県警が当初、司法解剖をせずに病死と判断した問題を取り上げ、「日本の警察は悪を直視していないJapan's police see no evil」と日本の検死制度を厳しく批判する記事を一面に掲載しました。海堂 尊氏の「死因不明社会」でも、日本の死因究明の不備を指摘しながらAi導入を訴えていましたので、この回の脚本家は「死因不明社会」を読み、脚本を執筆されたのであろうと推測しています。

法医解剖は、法医学的目的のために行う解剖のことをいい、司法解剖と行政解剖（広義）に分けられます。司法解剖とは、犯罪性がある、或いはその疑いがあるときに行われる解剖です。刑事訴訟法に基づいて、裁判所の発行する鑑定処分許可状が得て行われます。

行政解剖とは、犯罪の疑われないご遺体に対して、その地域の知事が任命した監察医が行う解剖です。本国には監察医

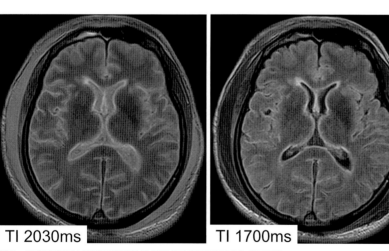

図8　温度変化による脳脊髄液の信号変化直腸温8℃のFLAIR画像　　a｜b
　　a　生体の条件（TI2030ms）：脳脊髄液の信号は抑制されていない。
　　b　最適化したご遺体の条件（TI1700ms）：脳脊髄液の信号は抑制されている。

TI 2030ms　　TI 1700ms

制度がありますが、十分に機能しているのは東京23区（多摩地区はモデル地域として検案業務が行われています）・大阪市・神戸市の3都市のみとなっています。監察医が死体検案を行い、遺族の承諾がなく解剖を行うことができます（東京と大阪の監察医務院にはご遺体専用CT装置が設置されています）。これらの地域以外は同じ目的であっても、行政解剖ではなく承諾解剖となり、遺族の承諾のもとに行われます。筑波剖検センターで主に施行されている解剖も行政解剖に準じた承諾解剖です。全国死体取扱数の推移の解剖率をみますと、このドラマが放送された平成20年は9.7％、令和元年は11.5％とあまり変わっていないのが現状です。

この回のタイトル「白い声」は、ドラマ内の中津留が手紙につづった悲痛な叫び「あなたたちには、順子の声が聞こえませんか。焼かれて、真っ白い灰になった順子が、悔しい、悔しいと叫んでいるのが聞こえませんか…」に由来しています。

● おわりに

日本の主なテレビドラマに登場したAiを紹介しました（監察医の主人公は女性ばかりでしたね）。今回紹介できなかったドラマ（例：2016年放送のヒポクラテスの誓い）は、CSIなどの外国のテレビドラマで紹介されたAi と共に別の機会に述べます。

＜文献＞

1) 塩谷清司ほか: 死亡時画像診断―歴史と最近の動向―. モダンメディア53(10), 24-31, 2007
https://www.eiken.co.jp/uploads/modern_media/literature/MM0710-04.pdf

2) 海堂尊: チーム・バチスタの栄光, 宝島社, 2006
https://tkj.jp/batista/

3) 海堂尊: 死因不明社会, 講談社, 2007
https://bookclub.kodansha.co.jp/product?item=0000310665

4) フジテレビ: 監察医 朝顔
https://www.fujitv.co.jp/asagao2/

5) フジテレビュー!: 『監察医 朝顔』(第2シーズン) 第3話完全版
https://www.fujitv-view.jp/article/post-205370/

6) 早川秀幸ほか: 筑波剖検センターにおけるオートプシー・イメージング(Ai)の実際. インナービジョン, 28(1), 46-49, 2013

7) 早川秀幸ほか: 筑波剖検センターに導入されたAi専用CT活用の現状. インナービジョン, 32(1), 40-42, 2017

8) アース製薬: ハエの一生
https://www.earth.jp/gaichu/knowledge/hae/

9) 三枝 聖: 虫から死亡推定時刻はわかるのか?―法昆虫学の話. 築地書館, 64-65, 2018

10) フジテレビ: ラジエーションハウス～放射線科の診断レポート～
https://www.fujitv.co.jp/radiationhouse/

11) 国内ドラマ映画トピックス24: 【ラジエーションハウス】視聴率速報や一覧と推移!
https://news-topics24.com/radiationhouse_drama_tvrating/

12) フジテレビ: 美しい少年の死…Ai=死亡時画像診断を駆使し解明した死の真相とは?
https://www.fujitv.co.jp/muscat/20195220.html

13) 塩谷清司: 症例4 腹部外傷, 救急搬送症例. 100万人のオートプシー・イメージング(Ai)入門(江澤英史編集), 篠原出版, 第1版第1刷, 74-75, 2005

14) 塩谷清司: Case 2 腹腔内臓器損傷. オートプシー・イメージング―画像解剖―(江澤英史, 塩谷清司編集), 文光堂第1版第1刷, 72-73, 2004

15) Kobayashi T, et al: Fused CT-Improved image quality of coronary arteries on postmortem CT by summation of repeated scans, Forensic Imaging, 2020, 200386

16) Kobayashi T, et al: Star-trail artifacts of the advanced-putrefied brain on postmortem CT, Forensic Imaging 2020, 200432

17) Yamamori M, et al: Effectiveness of fused postmortem CT for cervical soft tissue delineation: a suddenly deceased infant with acute tonsillitis, Forensic Imaging (under submission)

18) テレビ朝日: 科捜研の女
https://www.tv-asahi.co.jp/kasouken18/

19) 科捜研の女18#8
https://www.satv.co.jp/0200weekly/?p=477087&s=0x8C28&e=32289&ed=20191119

20) TBS: アンナチュラル
https://www.tbs.co.jp/unnatural2018/

21) 死因不明社会2018
https://bookclub.kodansha.co.jp/product?item=0000310665

22) リノート: アンナチュラル(Unnatural)のネタバレ解説まとめ
https://renote.jp/articles/15058

23) 山口大学法医学教室: 異状死は異常死ではない
http://ds.cc.yamaguchi-u.ac.jp/~legal/topix07.htm

24) 辻岡三南子: 溺水・溺死. 慶応保健研究, 18(1), 71-75, 2000

25) 松田洋和: 物言わぬ人の声を聞く法医学の話. 医用画像情報学会雑誌, 30(3), 47-48, 2013

26) 石津日出雄ほか: 標準法医学第7版, 109-114, 医学書院, 2013

27) 高橋直也・塩谷清司: Autopsy imaging症例集第2巻, ベクトル・コア, 86-89, 2018

28) 臼井章仁: 死後CTにおける溺死肺画像所見の出現パターンに関する研究
https://tohoku.repo.nii.ac.jp/?action=repository_action_common_download&item_id=69898&item_no=1&attribute_id=18&file_no=1,2015

29) Christe A, et al: Drowning-post-mortem imaging findings by computed tomography. Eur Radiol.18(2), 283-90, 2008

30) テレビ朝日: ゼロの真実～監察医・松本真央～
https://www.tv-asahi.co.jp/douga/zeroshin

31) ドラマ「ゼロの真実～監察医・松本真央」第4話のネタバレあらすじ結末まとめ
https://drama-overview.com/ja/2014-3/zero/%E3%82%BC%E3%83%AD%E3%81%AE%E7%9C%9F%E5%AE%9F%E7%AC%AC4%E8%A9%B1/

32) 臨床法医学 死体現象論1
http://web.cc.yamaguchi-u.ac.jp/~legal/images/k0406360400prn.pdf

33) 坂上和弘: Aiとミイラ, インナービジョン, 29(1), 98-99, 2014

34) 山本正二: 死亡時画像診断(Ai)の教えるもの, 日臨麻会誌, 36 (1), 86-87, 2016
https://www.jstage.jst.go.jp/article/jjsca/36/1/36_84/_pdf/-char/ja

35) テレビ東京・BSジャパン共同制作: 監察医 篠宮葉月 死体は語る
https://www.fami-geki.com/detail/index.php?fami_id=02104

36) ザ・ミステリー『監察医 篠宮葉月 死体は語る9』
https://www.tv-tokyo.co.jp/broad_bstvtokyo/program/detail/202002/24057_202002281256.html

37) フジテレビ: チーム・バチスタの栄光
https://www.fujitv.co.jp/b_hp/batista/

38) チーム・バチスタの栄光 あらすじ
https://www.fujitv.co.jp/b_hp/batista/backnumber/308000011-6.html

39) チーム・バチスタの栄光 犯人ネタバレとあらすじ。ブラックペアンとの関係
https://hitokoto-mania.com/story-batista-blackpean/#toc6

40) 小林智哉: 技術の視点から見たISMRM2012のトピックス SMRT受傷発表経験を含めて. インナービジョン, 27, 73-75, 2012

41) 小林智哉ほか: Aiを理解する～死後MRIにおける信号変化～. 日本放射線技師会誌, 58, 1161-1167, 2011

42) 小林智哉ほか: 死後変化から学ぶ画像診断 外傷以外の症例における死後MRI. 臨床画像, 35(5), 608-616, 2019

43) Abe K, et al: Optimization of inversion time for postmortem fluid-attenuated inversion recovery (FLAIR) MR imaging at 1.5T: temperature-based suppression of cerebrospinal fluid. Magn Reson Med Sci, 14(4), 251-255, 2015

44) テレビ朝日: 相棒
https://www.tv-asahi.co.jp/aibou_06/

45) うっかり2時間ドラマ 相棒Season6 18話 白い声
http://430115.blog110.fc2.com/blog-entry-415.html

46) 解剖の種類とAiの特徴～医療事故調査制度の視点・論点(3) ～
http://medical:nihon-data.jp/archives/3995

47) 国立大学法人滋賀医科大学 法医学部門
http://www.shiga-med.ac.jp/~hqlegal/kaibou.html

48) 東京都監察医務院
https://www.fukushihoken.metro.tokyo.lg.jp/smph/kansatsu/index.html

49) 死因究明等推進計画検討会(第3回)
https://www.mhlw.go.jp/content/10800000/zentaiban12.pdf

倒れるときはマエノメリ！
海外IVR挑戦記

著者 **堀川雅弘**
Dotter Interventional Institute
クオリティラドIVR

「Rad Fan」2014年1月号〜
2015年6月号に連載されていた
「倒れる時はマエノメリ!
〜海外IVR挑戦記〜」が
装い新たに単行本として登場!

Rad Fanからの新提案
あなたも
世界で活躍できる
医師を目指しませんか？

リアルタイム
facebook記録つき、
わかりやすいイラストつきで
2倍、3倍おもしろい!

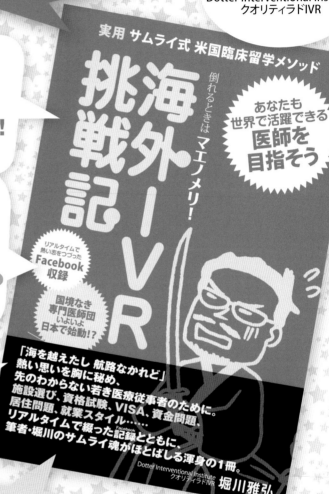

実用 サムライ式 米国臨床留学メソッド

倒れるときはマエノメリ!

海外IVR挑戦記

あなたも
世界で活躍できる
医師を
目指そう

リアルタイムで
熱い志をつづった
Facebook
収録

国境なき
専門医師団
いよいよ
日本で始動!?

「海を越えたし 航路なかれど」
熱い思いを胸に秘め、
先のわからない若き医療従事者のために。
施設選び、資格試験、VISA、資金問題、
居住問題、就業スタイル……
リアルタイムで綴った記録とともに、
筆者・堀川のサムライ魂がほとばしる渾身の1冊。

Dotter Interventional Institute
クオリティラドIVR 堀川雅弘

四六版／160P

定価 2,400円 ＋税
ISBN978-4-86291-132-2 C3347

お求めは全国の大型書店にて。
または下記HPからお申し込み下さい!

メディカルアイ
〒171-0022東京都豊島区南池袋3-18-43内山ビル3F
TEL 03-5956-5737　FAX 03-5951-8682
http://www.e-radfan.com/

特集2

コロナ禍と被ばく低減で活躍する製品はコレだ!

●CLINICAL REPORT●

改良型「パノラマシールド®」の有用性について
～防護メガネの役割と妥当性を考える～

千葉大学医学部附属病院　笠原哲治

●TECNICAL REPORT●
コロナ禍で活躍する製品

新型コロナウイルス検査キット

キヤノンメディカルシステムズ株式会社　熊倉正泰

感染症対策医療コンテナCT

キヤノンメディカルシステムズ株式会社　山田徳和

改良型「パノラマシールド®」の有用性について
～防護メガネの役割と妥当性を考える～

千葉大学医学部附属病院 放射線部｜笠原哲治

はじめに

2011年のICRPソウル会合での「Statement on Tissue Reactions（組織反応に関する声明）」が発表されて以降、放射線業務従事者における水晶体被ばくへの関心が高まり、本邦でも2018年3月放射線審議会により「眼の水晶体に係る放射線防護の在り方について」の意見具申がなされた。今般、厚生労働省において放射線診療従事者等の眼の水晶体に受ける等価線量限度の医療法施行規則の一部を改正する省令が2020年4月1日に公布され、2021年4月より施行となることで、水晶体における放射線防護はより重要な位置づけになっている。医療現場において、どのような防護対策を講じるかを考え、実践していかなければならないが、放射線診療において安全に利用するためのガイドライン[1]が2020年4月に公表された。放射線診療を伴う20の関係学協会により、医療スタッフの放射線の安全利用を目的に様々な放射線防護対策が分かりやすく簡潔にまとめられたもので、内容としては水晶体被ばくを中心にしたものである。その中でも防護板および防護メガネに関して推奨度が高い項目として記載されている。

今回、防護メガネについての役割を考えるとともに、当院で使用する機会を得た改良型パノラマシールドについて、その特徴や有用性を含めた水晶体被ばく防護対策とその妥当性を解説する。

防護メガネの役割

放射線従事者、特に術者の被ばくを減らす放射線防護具には防護板、防護カーテン、患者被覆シールド、防護メガネなどがある。それぞれの防護具を適切に使用し、相補的に用いることで放射線被ばくを効果的に減らすことができるが、水晶体被ばくを減らす上で最も重要なのはまず防護板を適切に使用するということであり、前述のガイドラインにも最初に記載がある項目である。今回記載する内容に関しては、防護板を使用している前提で解説をさせていただく。

放射線防護具の中で防護メガネは放射線従事者が装着しているため、装着者個人の移動に対して追従して防護が可能である。また装着者の立ち位置や手技内容にもあまり制限を受けないのも使用する上では利点である。我々が以前行った研

表1　防護メガネの有無による線量比較

	術者	Hp(3) [mSv/月]	平均 [mSv/月]	Hp(3) [mSv/件]	平均 [mSv/件]
防護メガネ （−）	A	2.45	1.898	0.111	0.11
	B	1.94		0.114	
防護メガネ （＋）	C	0.93	0.715	0.062	0.048
	D	0.5		0.033	

表2　各術者における線量比較

術者	a	b	c	d	e
鉛当量 [mmPb]		0.07			0.6
グラス外側 [mSv/月]	0.21	0.9	2.11	1.13	1.35
グラス内側 [mSv/月]	0.11	0.43	0.88	0.67	0.45
線量低減率* [%]	47.6	52.2	58.3	40.7	66.7

究(**表1、2**)²⁾では、心臓カテーテル検査および治療において防護板を使用した状態で、各術者に水晶体線量計(DOSIRIS®)を装着し、防護メガネ使用の有無による1カ月間および1件当たりの水晶体個人被ばく線量の測定を行った(**表1**)。防護メガネを使用することで平均1カ月間で67.4%、1件当たり57.7%の線量低減が可能であった。また放射線科のIVR(非血管系手技も含む)についても臨床において防護メガネ側面の内側と外側に同様にDOSIRISを配置し(**図1**)、同様に1ヵ月間の測定を行った。測定値より換算した線量低減率は40.7〜66.7%であり(**表2**)、先行研究³⁾同様に線量低減が可能であったが、一方で防護メガネのレンズの遮蔽効果についてはばらつきがあり、鉛当量の違いによる遮蔽効果には差がみられなかった。後者の結果については防護メガネの防護範囲が水晶体近傍のみであるため、遮蔽効果についてはある程度のばらつきがあることも報告されている⁴⁾。また個人で装着しているため、線量値や測定条件にも制限がある。装着者の個人差が出てしまう要因としては、防護メガネの構造と顔面の骨格による遮蔽効果に差があり、特にメガネの下方や側面の構造

の違いで遮蔽効果が大きく異なること、顔面の骨格が防護メガネとフィットしないことなどが挙げられる。防護メガネを装着することで水晶体被ばくが減少することは事実であるが、「水晶体被ばく＝防護メガネ装着」になりがちであるが、最大限の効果を得るためには、防護メガネにおいても各々の特徴を理解した上で、適切に使用していくことが重要である。

近年では防護メガネも開発が進み、様々なタイプの構造や形状のものが各社から製品化されている(**表3**)。個人で防護メガネを選択する際に決め手となるファクターは前述した通り防護範囲(側面や下方も含む)、メガネの構造と形状、レンズの鉛当量が重要になる。防護範囲においては現在では正面だけでなく側面や下方も含んで遮蔽が可能なタイプが主流であり、遮蔽効果も大きいことは知られている。放射線を遮蔽するという観点からは鉛当量が大きい方が遮蔽効果は高いが、メガネ自体は重くなり、手技中の重

量感も増すことになる。しかし鉛当量と遮蔽効果は相関しない報告⁴⁾や、上述の結果からも鉛当量が大きいものが必ずしも優れている防護メガネとは限らない。また本来であれば個人に合う形状のメガネを使用することが望ましいが、既存の防護メガネで多くの術者にフィットさせることは難しいのが現状である。

改良型「パノラマシールド®」の特長

東レ・メディカル社より発売された改良型パノラマシールドは、"JAPAN FIT"をコンセプトに開発・設計および製造された日本製の放射線防護用メガネである。顔の小さい術者でも違和感なく使用可能なタイトフィット、通常のサイズでありながら従来型よりレンズ面積が大きくなったレギュラーフィット、視力矯正用メガネを着用しながら装着可能なオーバーグラスとそれぞれの術者に適した3つの

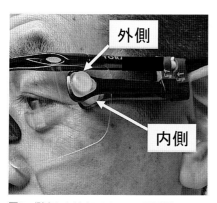

図1 測定におけるDOSIRISの配置図

外側 / 内側

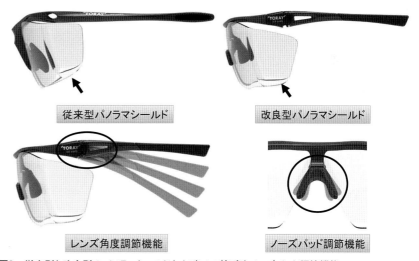

従来型パノラマシールド / 改良型パノラマシールド

レンズ角度調節機能 / ノーズパッド調節機能

図2 従来型と改良型のパノラマシールドおよびレンズ角度とノーズパッド調節機能

(東レ・メディカル社より提供、一部改変)

(→):レンズの丸みを帯びた構造部分の違いを示す。
(○):改良された調節機能を示す。

表3 防護メガネ製品の比較

	東レ：改良型パノラマシールド			その他の各社製品					
	オーバーグラス	レギュラーフィット	タイトフィット	A	B	C	D	E	F
鉛当量 [mmPb]	0.07			0.88 側面・下方：0.365	0.75	0.75 側面・下方：0.50	0.6 側面：0.25	0.7	0.85
重量 [g]	63	53	53	88	約80	80	70	70〜80	88

タイプから選択が可能である。また、快適に使用できるように軽量であった従来のパノラマシールドの性能を維持しつつ、レンズ下縁をより丸みを帯びた形状へ改良することで側面や下方からの散乱線を効果的にカバーする設計となっている（**図2**）。そして最大の特長は「レンズ角度調節機能」と「ノーズパッド調節機能」を新たに付与したことで（**図2**）、装着者個人の顔形に合わせたフィッティングが可能となり、レンズと顔面の隙間を最小限に抑えることができる点である。

水晶体被ばくに関しては主に散乱線による被ばくであるため、エネルギー依存性の少ないOSL線量計（長瀬ランダウア社製：nanoDot線量計）[5]を用いて、当院に

おいてもファントム実験により従来型パノラマシールドと改良型パノラマシールドの遮蔽効果の比較、検証を行った（**図3、4**）。

防護メガネのタイプによらずレンズ下縁と顔面との隙間の有無により遮蔽効果に大きく差がみられた。また3つの改良型パノラマシールドの方が従来型よりも高い遮蔽率であり、特にレンズ面積の大きいオーバーグラスでは遮蔽効果がより大きく表れた。今回の検討は頭部のファントムに防護メガネを装着しているため、臨床における術者の頭部の形状や向き、動きなどの評価に関しての影響を考慮することはできないが、一方で臨床での個々の術者においてレンズ角度やノーズパッドの調節により更なる遮蔽効果の向

上も期待できると考えられる。

水晶体被ばくに対して、防護メガネの遮蔽効果を最大限に得るためには、レンズ下縁と顔面との密着性が重要であり、その点においては個々の術者に合わせた調節が可能な改良型パノラマシールドは水晶体被ばくのさらなる低減に有用であることがわかった。さらに従来型同様、鉛当量が0.07mmPbのアクリルレンズであるため既存の製品の中では軽量であり、長時間の手技を行う際にも装着者の負担の軽減につながると考えられる。

まとめ

改良型パノラマシールドの特長および防護メガネの役割について、研究データを交えながら解説した。一般的に"メガネ"は本来、個人で所有するアイテムであり、個人に合わせた構造やフレームで使用することが望ましいと考える。しかし一般的な視力矯正用メガネでも、オーダーメイドの製品が多く出回っているわけではなく、それは放射線による水晶体被ばくを減少させる目的に特化している防護メガネに関しても同様である。その中で放射線への遮蔽効果を担保しつつ、軽量で装着者の負担ができる限り少なく、そして個々の顔形に合わせてレンズ角度とノーズパッド調節が可能である改良型パノラマシールドは装着する個々人にできる限り合わせた防護メガネに調整できるという点で非常に有用であると考える。

謝辞

本原稿の執筆にあたり多大なるご助言をいただきました千葉大学医学部附属病院加藤英幸氏、測定・研究にご協力いただいた田岡淳一氏、竹生健太氏、放射線科医師、循環器内科医師の方々にこの場を借りて深く御礼を申し上げます。

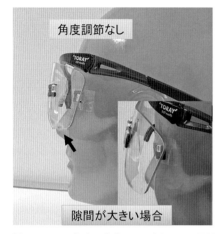 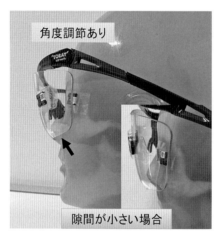

角度調節なし　　　　角度調節あり
隙間が大きい場合　　隙間が小さい場合

図3　フレーム角度の変化によるジオメトリの比較
角度調節を行うことで、（→）で示すレンズ下縁と顔面との隙間の大きさが異なることが分かる。

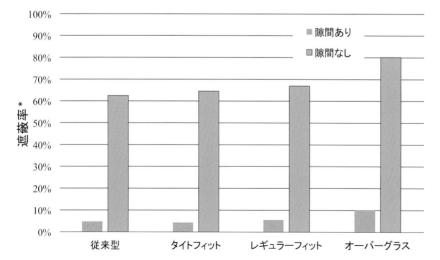

図4　レンズ角度の違いによる線量低減率の比較
＊遮蔽率＝1−（水晶体表面の線量/レンズ外側の線量）により算出

遮蔽率＊（縦軸）：0%〜100%
凡例：■隙間あり　■隙間なし
横軸：従来型　タイトフィット　レギュラーフィット　オーバーグラス

＜文献＞
1) 医療スタッフの放射線安全に係るガイドライン: 関連学協会共同編集, 2020
2) 心臓カテーテル検査・治療における従事者被ばく: CATH LAB JIN 2 (3), 2019
3) Haga Y et al: Occupational eye dose in interventional cardiology procedures. Scientific Reports 7 (1): 569, 2017
4) 赤羽正章：IVRにおける水晶体防護のあり方. Rad Fan 17 (9): 65-67, 2019
5) 赤羽正章：IVRにおける水晶体防護のあり方. Rad Fan 17 (9): 72-74, 2019

新型コロナウイルス検査キット

キヤノンメディカルシステムズ株式会社 迅速検査ソリューション事業推進部 ｜ 熊倉正泰

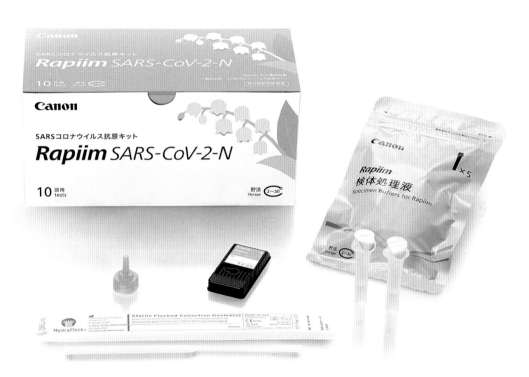

図1　Rapiim SARS-CoV-2-N

状況

2019年末に最初の新型コロナウイルス感染症(COVID-19)患者が確認され、国内では、2020年4月末の第一波、8月中旬の第二波、2020年年末から2021年年始にかけての第三波と、流行を繰り返しながら、時期を追うごとに感染者数が増えてきた。新型コロナウイルス(SARS-CoV-2)の検査には、特徴的な遺伝子配列を検出する核酸検査(PCR法やLAMP法等)と、SARS-CoV-2に特異的なタンパク質を検出する抗原検査がある。抗原検査には、大型の分析装置で多検体を同時に検査可能な抗原定量検査と、個々の検体を迅速かつ簡便に検査する抗原定性検査がある。

課題

一般的に、抗原定性検査は、核酸検査や抗原定量検査に比べ、感度が低い傾向にあるが、簡易検査キットとして提供されており、他の検査に比べて、検査時間が短く、簡便に検査できることが特徴である。

COVID-19の診断には、病原体の検査の他に、発熱、咳嗽、味覚障害、嗅覚障害等の臨床像、及びCT等の画像所見により、総合的に診断される[1]。

現時点では、WHOの報告によると、SARS-CoV-2の潜伏期は1〜14日間であり、暴露から5日程度で発症することが多く、

一般にSARS-CoV-2の感染可能期間は、発症2日前から7～10日間程度といわれている[2]。厚生労働省の指針では、核酸検査と抗原定量検査は、鼻咽頭ぬぐい液、鼻腔ぬぐい液、及び唾液の何れかの検体種により無症状者及び有症状者の両方の確定検査に推奨されている。一方、抗原定性検査は、鼻咽頭ぬぐい液及び鼻腔ぬぐい液の2つの検体種に限定され、発症日から9日目以内の有症状者の確定検査に有効とされている[3]。

少量のウイルスを検出

新型コロナウイルス抗原定性検査キットRapiim SARS-CoV-2-N(**図1**)は、最小検出感度は組換えコロナウイルス抗原タンパクで6.83pg/mLであり、既存のイムノクロマト法の抗原定性検査キットで最も感度の良い製品の1/4倍程度の少量のウイルスが検出可能である。

光を用いた独自の高感度検出技術により、この最小検出感度を実現した。ウイルスの対象タンパク質を捕捉したときに発生する光の散乱を多重に繰り返すことで検出感度を高めている。

簡便な手順

抗原定性検査のメリットは、核酸検査と比較して、操作者の手技による影響を抑えて、簡便に検査ができるという点にある。核酸検査は、RNA抽出などの試料の取り扱いに専門のスキルが必要である。一方、Rapiim SARS-CoV-2-Nでは、イムノクロマト法とほぼ同様の検査手順を踏襲し、①検体採取、②検体の懸濁、③検査カートリッジへの試料滴下の3つの手順で簡便に判定結果を得ることが可能である。

短い反応時間

抗原定性検査の最大メリットは、判定時間が短いことである。国内で初めて、承認された抗原定性検査では判定まで30分が必要であったが、2021年1月現在では、抗原定性検査キット4種類のうちRapiim SARS-CoV-2-Nを含めた3種類が15分以内で診断が可能である。更に、Rapiim SARS-CoV-2-Nではこれまで、反応時間を管理し、目視で判定していた従来の検査方式に比べると、反応時間管理と判定を装置が行うため、操作者・判定者の負担を軽減している。

偽陽性を低減

COVID-19では、入院・療養に法的措置が取られることもあるため、感度と同じように、特異度(SARS-CoV-2のみを正しく検出できる指標)も重要視されている。Rapiim SARS-CoV-2-Nでは、SARS-CoV-2近縁のウイルスをはじめ、類似症状を呈するウイルスや細菌など37種類に対して交差反応を示さず、偽陽性の発生リスクを低減している。

展望

2020年1月の時点で、厚生労働省は、高リスク患者の感染拡大を防止するため、抗原定性検査の適用を有症者では、発症日から9日目までに、無症状者に対しても一定の条件下で医療機関・介護施設の職員、入院患者、入所者へと拡大してきている。反応時間が短いという優位性を維持しながら、抗原定性検査の最小検出感度が更に向上することにより、その場で、すぐに検査が可能となり、感染リスクの高い患者に適切な対応をとることができ、感染拡大を抑止することが期待できる。

「Rapiim」はキヤノンメディカルシステムズ株式会社の商標です。

<文献>
1) 新型コロナウイルス感染症COVID-19診療の手引き(第4.1版)
2) WHO: Q&As on COVID-19 and related health topics
3) 新型コロナウイルス感染症(COVID-19)病原体検査の指針(第3版)

コロナ禍で活躍する製品
感染症対策医療コンテナCT

キヤノンメディカルシステムズ株式会社 CT営業部 ｜ 山田徳和

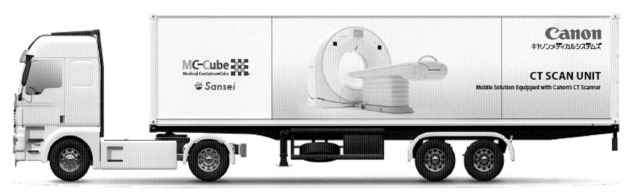

図1　感染症対策医療コンテナCT 外観

はじめに

近年、東日本大震災・阪神淡路大震災や豪雨などの自然災害により甚大な被害が多発している。これらの自然災害は、生活インフラに支障を及ぼし、医療機関も大きな被害を受けることが多く見られる。また、昨年より新型コロナウイルス感染症が猛威をふるっており、今後新興感染症と自然災害の複合災害も懸念されている。

弊社は、このような自然災害や感染症に対応すべく株式会社Sanseiと業務提携を交わし、コンテナ医療設備Medical Container-Cube®（MC-Cube）を用いた国内初の感染症対策医療コンテナCT（**図1**）を製品化した。

本稿では、この感染症対策医療用コンテナCTについて紹介する。

医療コンテナと感染症対策

CT装置を搭載するコンテナには、ISO規格の40フィートコンテナを採用しておりConvention on Safe Containers（CSC[※1]）認証を取得している。また、コンテナを搭載するシャーシにはエアーサスペンションを装備している。コンテナ内の精密機器への振動を軽減する性能も具備しており、陸送・海運・空輸のすべての輸送経路に対応したコンテナとなっている。

また、CT装置を稼働させるための動力として、ABZ社製のディーゼル発電機を搭載しており、燃料満タン時で7日間（連続24時間）稼働させることが可能である。

感染症対策として、CT室壁面には抗菌ガラス（MEDIK 社製ガラスウォール）を採用している。ガラスウォールは強度に優れアルコール消毒にも適応している

ため、他の壁材に比べ効果的に除菌することが可能である。空調設備には、陰圧・陽圧での稼動が可能で、かつ特殊フィルタで除菌するシステムを採用することで、検査室内の空気中に飛散しているウイルスを排除しつつ効果的な換気が可能となる。医療従事者と患者の動線を考慮したレイアウトを採用することで、感染患者あるいは感染疑い患者との接触を避けることができる。

※1：CSC：安全なコンテナのための国際条約

感染症対策医療コンテナに搭載するCT装置

感染症対策医療コンテナには、Aquilion Lightning Helios i Edition（以下、Heliosと記す。）（**図2**）を搭載している。コンテナCTとしてHeliosには4つの特長がある。
①高性能とコンパクトの両立
②[SURE]Positioning機能による遠隔操作

③0.5mm×80列 検出器による高速撮影
④Deep Learning技術を用いて設計された最新の画像再構成技術

①高性能とコンパクトの両立

Heliosは最小設置面積9.8m²という省スペースを実現しつつ架台の開口径はクラス最大の780mmを採用しており、患者との接触リスクが大幅に軽減し高齢や病態によって動きが制限される患者さんにおいても、柔軟で安全な検査環境を提供可能である。

②^{SURE}Positioning機能による遠隔操作

^{SURE}Positioningは、操作コンソール上で、遠隔で適切な撮影ポジショニングを設定することができる機能である。オペレータは位置決め画像から撮影範囲のみならず寝台を上下・左右にも移動させること

が可能である(**図3**)。ポジショニングに要する所要時間が約50%短縮されると共に、患者と接触する時間を短縮できることでオペレータの感染リスクの低下が期待できる。

③0.5mm×80列 検出器による高速撮影

クラス最薄の0.5mm厚、80列の検出器を搭載したHeliosは、全身のあらゆる部位で等方性ボクセルによる緻密な形態情報を描出することができる。また、息止めが難しい患者さんでも全肺野の撮影が短時間で可能である。

④Deep Learning技術を用いて設計した最新の画像再構成技術

Deep Learningを用いて設計された最新の画像再構成技術Advanced intelligence Clear-IQ Engine-integrated(AiCE-i)を搭載。AiCE-iにはノイズ成分と信号成分を

正確に識別する処理を用いており、空間分解能を維持したままノイズを選択的に除去することが可能である(**図4**)。ルーチン検査をはじめ、救急検査、新型コロナウイルス感染症疑いの患者など、全ての検査において少ない被ばく線量で高画質が提供可能となる。

おわりに

キヤノンメディカルシステムズは、本稿で紹介した感染症対策コンテナCTやX線CT装置を始め、X線診断装置、超音波診断装置、新型コロナウイルス迅速検査装置など、COVID-19診断に必要なトータルなソリューションを提供することで、新型コロナウイルス感染症の拡大防止に取り組まれているすべての医療従事者の皆さまを強力に支援し続ける。

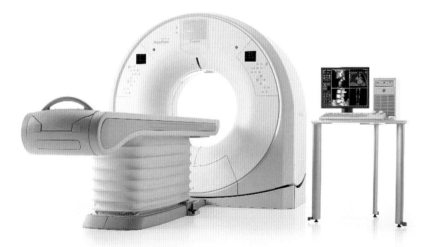

図2　Aquilion Lightning Helios i Edition 外観

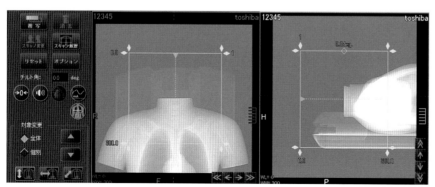

図3　^{SURE}Positioningの操作画面

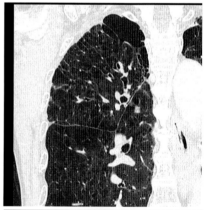

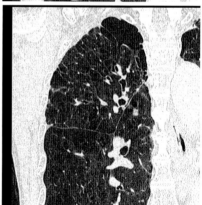

図4　FBP再構成画像とAiCE-i再構成画像の比較
　a　AiCE-i
　b　FBP

　a
　b

RadFan11月臨時増刊号

IVR BOOK 2019

放射線科領域、循環器科領域、脳神経外科領域のインターベンション治療を読み解く!

本体 3,704円 ＋税
ISBN978-4-86291-201-5
お取り扱いは全国の医学書店
または弊社まで

お問い合わせはこちら ➡ メディカルアイ
〒171-0022 東京都豊島区池袋3-18-43内山ビル3F
TEL:03-5956-5737　FAX:03-5951-8682
http://www.e-radfan.com

MY BOOK MARK

～本当に使いやすい製品がこの中に～

業務を支える 二つのガジェット

File No. 12

株式会社エムネス
島村泰輝

大量の業務を効率的にこなすには道具を上手く使うことが重要になる。ストレスを少しでも減らしてより自分の業務にフォーカスするために私が利用している二つの道具について紹介したい。

To be able to do a huge amount of work efficiently, it is important to use the tools effectively. I will share with you two tools that help me cut down on stress and focus more on my work.

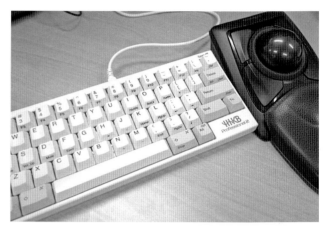

図1 左がキーボードであり、非常にコンパクトである。なお、右上はトラックボールであり、これ自体も一つコメントが書けるくらい使い勝手が良い。

 はじめに

日々の業務は忙しい。毎日様々なタスクがあり、それをこなしつつ次の目標や、するべき事を見つけて計画を立てて新たな仕事に取り掛かる。いつも計画通りに行くわけではなく、割り込みの案件が発生したり差し戻し案件で予定が崩れることも少なくは無い。膨張し続ける業務を効率的にこなすためにテクノロジーの力はもはや欠かせないものとなった。今回、医療に特化した物ではなく、汎用的かつ実用的(と私が思う)ものをハードウエアとソフトウエアそれぞれ一つずつご紹介したい。

 業務に欠かせない「書くこと」のために

まずはじめに文章入力について、キーボードを紹介する。放射線科は文章をよく書く診療科だ。診断医であれば毎日読影レポートとして大量の文字を入力することになる。日本語と英語入力なので apple to apple ではないが、一つの読影レポートに対して300文字の入力だとすると一日20件だとしても6,000字となる[1]。月間12万字も入力するとなるとそれなりの量だ。日本語入力をする際にローマ字入力・カナ入力とあるがローマ字入力の場合だとすると母音以外は2回入力で文字となるので、文字数に対して入力回数は約2倍となる。繰り返す衝撃が指に

掛かる事は想像に難くない。そこで、タイピングをより快適にするためにPFU Limited社製のHHKB Professionalを私は愛用している(**図1**)。打鍵感が小気味よく、コンパクトにもかかわらず必要な機能が揃っており機能性も申し分ない。Type-Sとなると静音化されている。指への負担が減り入力のストレスが軽減される事に加え、入力そのものが楽しくなる。キーピッチの設計がホームポジションからなるべく離れずに入力出来る様になっているためtypoも少なくなる。私が購入したときはBluetooth or USB接続であったが、今はどちらも機能が合わさっており、かつマルチ接続もできるので自身のPCと業務用のPCとでキーボードが共有できるようになった。値段はキーボードとしては高価な分類に入るがストレスから解放されることを思えば十分支払う価値はあると私は思う。加えて、読影専用アイテムではないからこそメールや文章作成にも使う事が可能だ。なお、無刻印モデルもあるのでキーボード配列を目視する必要がない、という方はチャレンジすることも検討してみてはいかがだろう。

 協力して業務を行う

いまやWeb会議は珍しいものではなく、誰しもが使うことを要求されるツールとなった。そして業務も一人だけでは無く、共同で作業することも増えた。遠方の人とリアルタイムに情報をアップデートする方法が望まれる。その協働作業に極めて大きな力を発揮するのがGoogle Workplaceだ。Googleのプロダ

クトの多くは無料でも使えるが、なぜ有料版が良いのかについてここで説明したい。

　何かを共同で作業するときに日程調整が必要になる。これまではメールで参加者に確認を取り、それぞれからの返信を元にスケジュールを組んで、決定した日程をもう一度通知するという作業が必要であった。参加者数が多いと日数がかかるし、またやりとりをしているうちにミスも誘発しやすくなる。そのため何かしらの方法で収集したスケジュールを管理していると思われるが、見るものが増えると行程が複雑になり他の人に調整役を頼んだり隙間時間にさっと行ったりする事へのハードルが上がりやすい。Googleカレンダーは単に自分の予定を入れておくだけのものではない。自身のカレンダーの公開機能が存在する。もちろんプライベートの内容は非公開設定しておけば良いが業務に関する内容であれば基本的に公開しておき自分が誰とどこで会うなどの情報を入れておくことによって、他の人のスケジュールで自分にも関係するものや興味があるものを見つけた場合に参加を打診したり、おおまかな全体間の把握をしたりすることが可能だ。また公開することによって自身の活動の透明性を担保することができる。仮に非公開で予定を入れていたとしても枠が埋まっていることが他の人にも見ることができるため、どこがスケジュールとして空いているかを把握することが容易に可能となる。公開設定をしておくと予定を立てるときに参加を打診する際にGoogleの方から全員の空いている日時について提案があるためどこが行ける日か探す手間も省ける。オフィスアワーのようにスロットを用意することだって可能だ。私はこの機能によって同僚にいつ空いてるのかをメールで尋ねるのは止めて直接カレンダーから参加依頼を送っている。同僚

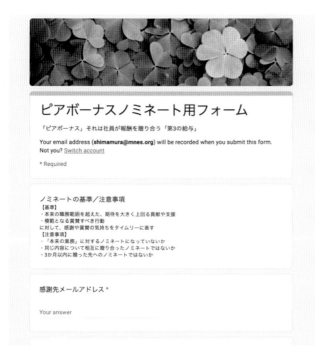

図2　ピアボーナスという形で感謝を送り合う
メールアドレスと感謝内容を送り、受理されればその内容が他の人にもメールで送られる。

も基本的にカレンダーを公開しているため参加を断られる事は少ないが、もし都合が悪ければ辞退されるだけであり別の日時を提案することによって円滑なスケジューリング可能となる。

　ミーティングはたとえ15分でもGoogle Meetを使うことが多い。最大100名まで同時接続が可能であり上述のカレンダーの予定にリンクを作ることが可能なので導線もスムーズである。携帯電話回線でも特に遅延や音声不良といったトラブルはほとんどない。カリフォルニアのGoogleメンバー達と話す時もMeetを使うが、接続において何もストレスは無い上にキャプション機能のおかげで彼らの英語が字幕になってくれるため理解の手助けにもなる。その他にも内部の全体会議や勉強会などにも気軽に利用する事が出来る。Meetで繋ぎながらSlide(Google製のプレゼンテーションアプリ)で説明し、Docs(Google製のドキュメント作成アプリ)上で共同編集機能を使いながら議事録を作成していく。議事録で疑問等が出た場合、対象となる文言にコメントを入れて回答していただきたい人にコメント上からメッセージを送ることが可能なので誰が回答すべきなのかわかりやすい。いずれもウェブアプリケーションなので添付ファイルもGoogle driveへのリンクを記載するだけで良い。同時に様々なタスクをこなすことができるため、会議が終わってからすぐに自分の仕事に取り掛かることが可能になる。まさにブラウザのみで利用可能なフルwebアプリケーションの強みである。一つ一つは無料でも可能だが、有料版は組織単位での共有が可能なので組織に所属する人なら誰でもアクセス出来る権利・URLを知っていればアクセス出来る権利・組織内外関わらず限定された人のみがアクセス出来る権利を使い分ける事が可能だ。またGoogle Chatを使えばメールよりも気軽に、簡単にメッセージを送り合ったりファイル共有をしたりする事が可能となる。業務上、海外のAIベンダーと話すことが多いが彼らも同じようにSlideを使って我々に説明をしてくる。その後、資料の共有は添付ファイルではなくアクセスコントロール、すなわち資料へのURL提供によってなされ、スライドの二次配布や改変は不可能の状態になっており閲覧のみが可能だ。こちらのSlideのシェアも数回のクリックのみで簡単に行うことができ、かつ相手にできることを指定することができるため共有方法も安全に行える。

　COVID-19の影響もあり出張の回数は激減したが、ウェブ面談が一般的になってくれたおかげで面談数自体は増加した。後でまとめて議事録を作成しよう、後でまとめて資料を用意しようとすると忘れてしまったり内容に抜け漏れが発生したりする事があるため、ミーティングをしながら様々なやるべき事に対応することで結果として生産性の向上に寄与していると考えられる。

　自動化したいものについてはGoogle Apps Script(GAS)にてプログラムを書くことによりルーチンワークから解放されることだって可能だ。メール、スケジュール、スプレッドシートやドキュメント、アンケートフォーム、ストレージをはじめ、様々な機能が一つのバンドルで全て利用可能となるため、それらを全て統合させた動きを作成することができる。それぞれが独立した提供元の異なるアプリケーションではシステムインテグレ

MY BOOK MARK
~本当に使いやすい製品がこの中に~

ーション自体が高いハードルとなるが、同じ所から提供されているためインテグレーション自体には不安がない。われわれはGASを使ってピアボーナスという感謝気持ちを言葉と形で表出する仕組みを構築した。フォームで送信された内容のアドレスを別のスプレッドシートにある対応表で確認し、対象者の上司に当たる人に承認依頼を行い、承認されたら全員に感謝の内容をメールで送付する動きを自動で構築している。これにより業務を離れて手間をかけてくれた同僚に気軽にお礼を送り合う習慣が作られている（**図2**）。

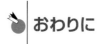

おわりに

　業務を行う際のストレスを減らしたり、テクノロジーの力を借りて効率化したりする事は、自身の本当にやるべきことへ集中できる。時間の余裕やストレスからの解放は心の余裕を作成することになり、それによって本業の質も高まる。道具をうまく使いこなすことでますます日々の生活がより良いものになることを期待したい。

<文献>
1)　B Shin et al: "Classification of radiology reports using neural attention models," International Joint Conference on Neural Networks (IJCNN), Anchorage, AK,4363-4370,doi: 10.1109/IJCNN.2017.7966408, 2017

RadFan12月臨時増刊号

放射線治療情報 BOOK 2019

企画：塚本信宏（さいたま赤十字病院）

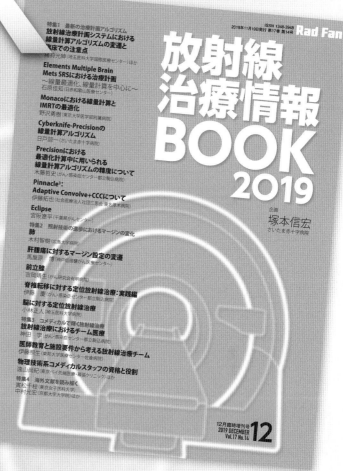

本体 3,704円 +税
お取り扱いは全国の医学書店または弊社まで

お問い合わせはこちら ➡ ⊕ メディカルアイ
〒171-0022 東京都豊島区池袋3-18-43内山ビル3F
TEL:03-5956-5737　FAX:03-5951-8682
http://www.e-radfan.com

放射線治療の「今」がわかる！

01 ボストン・サイエンティフィック ジャパン、「グッドキャリア企業アワード2020」イノベーション賞を受賞

ボストン・サイエンティフィックジャパン㈱は、従業員の自律的なキャリア形成を積極的に取り組む企業に贈られる、厚生労働省主催「グッドキャリア企業アワード2020」のイノベーション賞を、医療機器・器具製造の企業としては初めて受賞した。

「グッドキャリア企業アワード」は、従業員の自律的なキャリア形成支援について、他の模範となるような取り組みを行っている企業を表彰し、その理念や取り組み内容を広く発信することで、キャリア形成支援の重要性を普及・定着させることを目的としている。

今回受賞したイノベーション賞は、自社における重要課題に取り組むため、労働者の自律的なキャリア形成支援について、対象者、取り組み手法等を重点化しキャリア形成支援を展開し、人材育成、ひいては企業経営上の具体的な成果に結びつけるなど、特に他の模範となる取り組みの成果が認められる企業に贈られるものである。

ボストン・サイエンティフィックでは、ビジネス環境の変化に伴い自律的に行動できる人材の育成を重視し、社員のキャリア形成を積極的に支援し、日本においてもグローバルに展開する活動と共に、日本の組織ニーズに即した様々な施策を行っている。今回は日本独自の取り組みである「キャリア・オーナーシップ」を育む多様な制度・能力開発支援が評価された。

お問い合わせ
ボストン・サイエンティフィックジャパン㈱
URL:http://www.bostonscientific.jp

02 AI技術を活用してがんの放射線治療計画における医師のワークフローを支援「SYNAPSE Radiotherapy」新発売

富士フイルム㈱は、がんの放射線治療計画における医師のワークフローを支援する、放射線治療計画支援ソフトウェア「SYNAPSE Radiotherapy（シナプス レディオセラピー）」[1]をAI技術を活用して開発し、薬機法[2]における医療機器の承認を取得した。同社は本ソフトウェアを、富士フイルム医療ソリューションズ㈱を通じて発売する。

＜「SYNAPSE Radiotherapy」の特長＞
（1）臓器輪郭作成支援機能

AI技術を活用して開発した「臓器輪郭作成支援機能」により、医師が特定したリスク臓器の輪郭を自動作成することで、医師の作業時間を短縮する。

また、複数回照射を行う治療の中で、再度治療計画を立て直す際には、治療開始当初に撮影した計画CTの臓器の輪郭情報を、新たに撮影した計画CTに対して変形させてマッピングする機能により、一から輪郭を作り直すことなく効率的に輪郭を作成できる。

（2）放射線治療ビューア機能

CT画像上で、照射した線量の分布を3Dで表示する機能や、複数の治療計画の線量を比較表示できる機能、複数回にわたる治療の照射線量を表示する機能により、腫瘍部および正常な臓器への投与線量の管理をサポートする。

さらに、「SYNAPSE Radiotherapy」は、放射線治療部門情報システム（治療RIS）と連携することができる。今後は富士フイルム医療ソリューションズが提供する治療RIS「ShadeQuest（シェードクエスト）/TheraRIS（セラリス）」との連携性を高め、「SYNAPSE Radiotherapy」の情報を治療RIS上でも参照できるようにすることで、放射線治療における業務の効率化にさらに貢献していく。

＊1　SYNAPSE Radiotherapy
販売名：放射線治療計画支援ソフトウェア FRT 931型
承認番号：30200BZX00392000
＊2　薬機法：医薬品、医療機器等の品質、有効性および安全性の確保等に関する法律

お問い合わせ
富士フイルム医療ソリューションズ㈱
URL:http://ffms.fujifilm.co.jp/

03 東陽テクニカ、肺がんの早期発見を補助する「先端読影支援システム」導入100施設を突破

㈱東陽テクニカは、国内で販売を手掛ける胸部読影支援システム「ClearReadシリーズ」について、導入施設数が2021年1月時点で100施設に達したことを発表した。

胸部読影支援システム「ClearReadシリーズ」は、先端画像処理技術により胸部X線画像や胸部CT画像の肺野部の視認性を高めることにより、医師が多数の画像を観察してわずかな変化を発見しそれが病気かどうかを判断する読影業務を支援する。

あらゆる装置で撮影した画像に対し処理が可能であり、院内の運用を変更することなく、読影補助画像を医師が参照できるようになるのだ。

国内で販売開始して以来、「ClearReadシリーズ」は健診施設に限らず一般診療を行う病院でも使用され、導入した施設からは「読影精度や検出感度が向上した」「心的ストレスが低減された」などの声が寄せられているという。

東陽テクニカは、先端医療画像処理技術を持つ胸部読影支援システム「ClearReadシリーズ」の機能やサービスの拡充を進めることで、医療機関のリスクマネジメント強化をサポートするとともに、病気の早期発見、国内の予防医療を支援し続けていく。

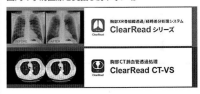

お問い合わせ
㈱東陽テクニカ
URL:https://www.toyo.co.jp/

04 富士フイルム、新興国での健康診断サービス事業に参入 AI技術の活用でがん・生活習慣病の早期発見に貢献

富士フイルム㈱は、インドを始め、東南アジア、中東、アフリカなどの新興国で健康診断サービス事業を開発する。第一弾として、がん検診を中心とした健診センター「NURA（ニューラ）」を、インドのバンガロールで2021年2月4日にオープンした。「NURA」では、高精細な診断画像を提供する当社の医療機器やAI技術を活用したITシステムなどで医師の診断をサポートし、がん検診をはじめ生活習慣病検査サービスを提供する。

新興国におけるがん罹患者の生存率は先進国と比べて低い。がん罹患者の生存率を向上させるためには、定期検診による早期発見と早期治療が非常に重要である。しかし新興国ではがん検診サービスを提供する施設が少なく、健診の文化も定着していない。

富士フイルムはマンモグラフィーなどのX線画像診断装置をはじめ、内視鏡システム、体外診断装置、医療ITシステムなどの幅広い製品を世界の医療機関に提供している。トルコやカタール、サウジアラビアなどでは、製品を提供するだけでなく、国のパートナー企業としてがん検診サービスの導入・普及をサポートしてきた。今回、それらの経験と、AI技術を活用した医師の診断を支援する機能を搭載した医療ITシステム、高性能な医療機器などを生かし、新興国でがん検診を中心とした高品質な健診サービスを提供する。将来的には検診バスなども活用して、より多くの方がリーズナブルな価格で検査を受けられる体制を構築し、新興国でのがんや生活習慣病の早期発見に貢献していく。

お問い合わせ
富士フイルム㈱
URL:https://www.fujifilm.com/jp/ja

05 コニカミノルタ、「世界で最も持続可能な100社」に3年連続4度目の選定

コニカミノルタ㈱（以下 コニカミノルタ）は、「2021年 世界で最も持続可能な100社 2021 Global 100 Most Sustainable Corporations in the World」（以下2021 Global 100）に選定された。2011年、2019年、2020年に次いで、3年連続4度目の選定である。

世界経済フォーラム（WEF）の年次総会※（通称「ダボス会議」）が、今年は1月25日～29日の「ダボスウィーク」にバーチャルイベント「ダボス・アジェンダ」として開催された。これに合わせてカナダのCorporate Knights社が発表する2021 Global 100に、コニカミノルタが選定された。

2021 Global 100は、世界の主要企業8,080社を対象に、環境・社会・ガバナンスや、ダイバーシティ、イノベーション能力、環境配慮製品の売上比率などについて評価し、持続可能性の高い企業を選出したもので、日本企業では5社が選出されている。

※ 2021年は、新型コロナ禍のため、リアルイベントとして特別年次総会2021が5月13日から16日までシンガポールで開催し、1月25日から29日までの「ダボスウィーク」にはバーチャルイベント「ダボス・アジェンダ」が開催される。

コニカミノルタは、社会のサステナビリティを追求することは、企業のサステナビリティを高めていくことにもつながると考え、この認識の下に、「人間中心の生きがいの追求」と「持続的な社会の実現」のための新しい価値創造と、事業の成長とを同時に満たすイノベーションに挑み続けている。これまでの事業で培ってきた強みと最先端のデジタル技術とを組み合わせ、高付加価値な製品・サービスを提供することで、「持続可能な開発目標（SDGs）」の達成にも貢献していくという。

お問い合わせ
コニカミノルタ㈱
URL:https://www.konicaminolta.com/jp-ja/

06 医療向け音声入力システム「AmiVoice® Ex7」に新機能「声マウス」が搭載

㈱アドバンスト・メディアは、医療向けボイスRPAサービスとして音声入力システム「AmiVoice® Ex7」の新機能「声マウス」を2月8日（月）にリリースした。ボイスRPAで音声認識によるプロセスの自動化により業務の効率化や生産性向上を行う。対面診療・オンライン診療を支援するクラウドサービス「AmiVoice® OAM」に続く、医療向けボイスRPAサービスの第2弾。

これまで属人化していた業務に「音声（ボイス）」を使うことで作業効率を高め人為的ミスを減らし、業務にかかる時間を大幅に削減することが可能。

【声マウス】

カーソル移動やクリックなどマウス操作を声でコントロール。声マウスで画面を操作し、「AmiVoice® Ex7」の音声認識機能で、カルテやレセプト、処方箋の作成、服薬・リハビリなどの各種指導の作成・記録を支援。煩雑なキー操作はあらかじめ登録することで効率的に業務が遂行できる。

「AmiVoice® Ex7」のオプション機能であり、初期費用15,000円（税抜）、月額利用料1,500円（税抜）。

お問い合わせ
㈱アドバンスト・メディア
URL: https://www.advanced-media.co.jp/

07 キヤノン、遠隔モニタリングデータを一元管理できる「ペースメーカー統合管理サービス」の提供を開始

キヤノンメディカルシステムズ㈱とキヤノン ITS メディカル㈱は、「ペースメーカー統合管理サービス」の提供を1月15日(金)より開始した。「ペースメーカー統合管理サービス」はペースメーカー各社が提供する遠隔モニタリングサービスの受信データを一元管理できるクラウドサービスだ。

各社の異なる受信データを統一して管理・表示することで、簡単かつ迅速に患者さんの状態を確認でき、医療従事者によるモニタリング業務の負荷軽減と効率化を図り、質の高い医療サービスの提供を支援する。

連携ペースメーカー各社の遠隔モニタリングデータを一元化

ペースメーカー各社の遠隔モニタリングシステムから取得したデータを集約し、医療機関内に導入するゲートウェイ端末にデータを送信するため、手動でペースメーカー各社のシステムにアクセスする手間が軽減される。

受信データの一覧表示と対応ステータス分類化

画面起動時に遠隔モニタリングデータの受信状況が表示されるため、一目でアラートやイベントの有無を確認することができる。ペースメーカー各社より受信したデータは、一元化された一覧/患者別に表示され、遠隔モニタリングデータの詳細を即座に確認することができる。

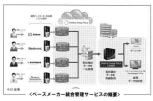

〈ペースメーカー統合管理サービスの概要〉

お問い合わせ
キヤノンメディカルシステムズ㈱
URL:https://jp.medical.canon/

08 キヤノン、検体採取後、約30分で検出可能な「新型コロナウイルス RNA検出試薬 LAMPdirect/Genelyzer KIT」の販売開始

キヤノンメディカルシステムズ㈱は、蛍光LAMP法による「新型コロナウイルスRNA検出試薬 LAMPdirect/Genelyzer KIT(以下、本試薬)」を研究用試薬として、1月8日(金)より販売を開始した。

本試薬は、株式会社島津製作所のAmpdirect™技術による専用試薬「LAMPdirect」を用いており、検体採取後、結果を得るまで約30分と大幅な時短を実現した。なお、本試薬の性能評価については、昨年10月に国立感染症研究所のホームページで公表され、行政検査に使用可能である。

すでに販売中の研究用試薬「新型コロナウイルスRNA検出試薬 Genelyzer KIT」は、新型コロナ対策として昨年4月末の長崎クルーズ船乗組員集団感染での行政検査などで活用され、迅速・高感度な 遺伝子検査法として評価されてきた。本試薬は、採取した検体をLAMPdirect溶液に添加後、90℃で5分加熱処理するだけで、ウイルスを不活化、LAMP阻害物質の作用を抑制できる。従来の代表的な抽出法と比較して前処理時間は半分以下、手順も11ステップから3ステップと大幅に省力化することで、手技ミスやコンタミネーションなどの検査リスクも低減する。また、検出用試薬も事前に調製(混合)した「プレミックス試薬」を実現し、検出試薬調製作業の省力化を進めた。

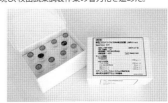

お問い合わせ
キヤノンメディカルシステムズ㈱
URL:https://jp.medical.canon/

09 オリンパスと日立、超音波内視鏡システムの長期協業契約に合意

オリンパス㈱(以下、オリンパス)と㈱日立製作所(以下、日立)は、超音波内視鏡システム(Endoscopic Ultrasound：EUS)の共同開発および EUS で使用する超音波診断装置と関連製品を日立が今後も継続して供給する 5 か年契約に合意した。

EUSは超音波内視鏡と超音波診断装置を組み合わせたシステムで、がんをはじめとする肝臓、すい臓、気管支の疾患の進行度合いや評価や低侵襲治療などに幅広く使用され、医療に貢献している。

日立の画像診断関連事業は、国内外の競争法その他の法令等に基づき必要なクリアランス・許認可等の取得が完了することを条件として、富士フイルム㈱(以下、富士フイルム)へ譲渡される予定であり、本合意は富士フイルムへ譲渡された後も継続される。

河野裕宣氏(オリンパス㈱エンドスコピックソリューションズ・ディビジョンヘッド)は「超音波内視鏡診断のための技術・製品開発においては、日立製作所との長きにわたる協業関係が非常に重要な基盤であり、今後もこの協業関係を継続し、引き続き患者さんの QOL向上に貢献できることを嬉しく思っている。引き続き、両社で協力し、医療現場のニーズに応えることのできる製品・技術の提供を行っていく。」と話し、河野敏彦氏(㈱日立製作所ヘルスケアビジネスユニットCTO)は、「日立とオリンパスは 1980年代に初代製品を導入後、常に本市場のトップランナーとして世界の消化器系および呼吸器系疾患の医療の進歩に大きく貢献してきた。我々はこれからもこの協業を継続していくことで、超音波内視鏡検査において、より優れた診断と治療につながる新しい臨床価値を提供し、医療の進化に貢献していく」と発表した。

お問い合わせ
オリンパス㈱コーポレートコミュニケーション
URL: https://www.olympus.co.jp/

10 島津、コロナ禍でもラボ業務の継続に貢献 ラボ装置リモート管理システムなどの製品群を発売

島津製作所㈱は、12月28日、ラボ内の液体クロマトグラフ(LC)の稼働状況をスマホやPCで確認できる遠隔管理用ソフトウェア「LabTotal Smart Service Net」および液体クロマトグラフ質量分析計(LCMS)の解析ソフトウェア「LabSolutions LCMS/Insight」を同時発売した。「LabSolutions LCMS/Insight」はラボ外からでもラボと同様の解析作業を可能にするという。

新型コロナウイルス感染症の拡大に伴い、医薬・食品・化学分野などの企業・研究機関では、研究者・技術者がラボに立ち入ることができず分析計測機器に触れられないため、研究開発や品質管理といった業務に支障が出ている。装置の保守点検に従事するサービスエンジニアも顧客のラボを訪問しにくくなった。しかし、こうしたラボは、感染症対策で重要な役割を果たす治療薬やワクチン、消毒液、機能性食品などの開発拠点でもある。

今回発売したソフトウェア2製品を通じて、「スマホでラボの装置状況をリアルタイムに把握」「出社せずに計測データを解析」という研究者の働き方改革を支援するという。島津製作所は、「コロナ禍での企業の研究開発の継続」および「研究者の在宅勤務・リモートワークなど柔軟な働き方」を実現していく。

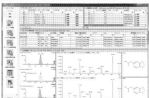

お問い合わせ
㈱島津製作所
URL:https://www.shimadzu.co.jp/news/press/p-contact.html

11 アルム、豊田通商と医療デジタルサービスの業務提携契約を締結

㈱アルムと豊田通商㈱は共同で、全世界の医療デジタルプラットフォームの構築及び医療デジタルサービスの提供を行い、医療の安全性・品質の向上を目的に業務提携契約を締結した。

この度の業務提携により、豊田通商が展開する医療機関と周辺医療施設をアルムが開発・提供する医療関係者間コミュニケーションアプリ「Join」でつなぎ、遠隔での医療交流を実現する。

また、豊田通商が医療事業を他の国や地域に展開していく際にもアルムと相互連携し、「Join」を医療施設関連連携の基盤として活用していくという。

豊田通商がインドで運営するSAKRA WORLD HOSPITALと、豊田通商グループのCFAO SASの子会社がアフリカのガーナ・ナイジェリアで運営するクリニックEuracareを「Join」でつなぎ、両施設の専門的知見の交換による医療サービスの向上、遠隔診療を実施する。

豊田通商とアルムは、デジタルツールの活用をした医療事業を推進することで、国連が定めた「持続可能な開発目標(SDGs)」の目標3「全ての人に健康と福祉を」の達成に貢献していく。

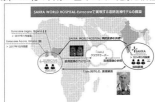

お問い合わせ
㈱アルム
URL:https://www.allm.net/
豊田通商㈱
URL:https://www.toyota-tsusho.com/

12 ホロジックジャパン、新型コロナウイルス検査ニーズに対応し全自動遺伝子検査装置「パンサーシステム」をIMS(イムス)グループに納入

ホロジックジャパン㈱は、総合医療・福祉グループIMS(イムス)グループの臨床検査を担う機関である㈱アイル(以下、アイル)に、全自動遺伝子検査装置「パンサーシステム」を納入する。アイルでは12月28日より「パンサーシステム」を稼働し、これまで手作業で行っていた新型コロナウイルス感染症検査の自動化をスタート、第3波を受けた多数の検査依頼に対する年末年始の検査体制を整える。

今回導入するホロジックの「パンサーシステム」は、複数項目の検査を可能にするランダムアクセス機能と、最大で1,000検体/1日の測定を実現する高い作業生産性、TMA法(PCR検査としてPCR法と同じ核酸増幅検査の一つ)の専用体外診断用医薬品による診断結果の精度の高さを特徴とする全自動の遺伝子検査システムである。「パンサーシステム」導入によりアイルでの新型コロナウイルス感染症の検査は、従来の手作業から自動化されることでスタッフの作業負担と感染リスクが軽減されるとともに、意図せぬ人為的ミスを削減することで結果の信頼性を高める。さらに検査数も1日あたり平均250件から最大1000件まで強化されることで、患者だけではなくIMSグループの介護施設入所者やスタッフへの予防的検査など医療従事者の安心安全の確保も含めて、増加が見込まれる検査ニーズに対応する体制構築に貢献する。

お問い合わせ
ホロジックジャパン㈱
URL:https://hologic.co.jp/

RADNAVI

Rad Fan 取扱書店一覧

Rad Fanは下記の書店でお買い求め頂けます。

北海道

昭和書房
函館 蔦屋書店
紀伊國屋書店 札幌本店
MARUZEN&ジュンク堂書店 札幌店
北海道大学生活協同組合書籍部 北部店
ありさわ商会
ダイヤ書房
ジュンク堂書店 旭川店
冨貴堂
コーチャンフォー ミュンヘン大橋店
コーチャンフォー 旭川店
コーチャンフォー 釧路店
コーチャンフォー 北見店
フジヤ書店

青森県

木村書店

秋田県

西村書店 秋田支店
秋田大学生協 手形店
加賀谷書店
一長堂書店
佐藤政治書店

岩手県

丸善 岩手医科大学売店
エムズエクスポ 盛岡店
東山堂 ワンダー事業センター
MORIOKA TSUTAYA
ブックポートネギシ
桑畑書店
松橋商店

宮城県

東北大学生協星陵書籍店
丸善 仙台アエル店
アイエ書店
NET21ブックセンターササエ古川店

山形県

高陽堂書店
遠藤書店
こぴあ八文字屋

福島県

福島県立医科大学ブックセンター
吉田屋書店
近江屋書店
ヤマニ書房 本店
広文堂

東京都

千代田区

丸善 丸の内本店
三省堂書店 神保町本店
丸善 お茶の水店

中央区

八重洲ブックセンター 本店

港区

文永堂書店
富士フイルム生協 西麻布店

文京区

文光堂書店 本郷店
東京医科歯科大学生活協同組合

品川区

文教堂 大崎店
医学堂書店

大田区

東邦稲垣書店

渋谷区

MARUZEN&ジュンク堂書店 渋谷店

新宿区

ブックファースト 新宿店
三省堂書店 東京女子医大店
紀伊國屋書店 新宿本店

中野区

ブックファースト中野店

豊島区

芳林堂書店
三省堂書店 池袋本店
ジュンク堂書店 池袋本店

板橋区

文進堂書店

東京都下

ジュンク堂書店 吉祥寺店
文光堂 杏林大学医学部店
木内書店
オリオン書房 ノルテ店
コーチャンフォー 若葉台店

神奈川県

有隣堂横浜駅西口店医学書センター
有隣堂伊勢佐木町本店医学書センター
鈴文堂
金文堂信濃屋書店
ジュンク堂書店 藤沢店
有隣堂医学書センター北里大学病院店
丸善 東海大学伊勢原売店

千葉県

くまざわ書店 ペリエ千葉本店
志学書店 本店
丸善 津田沼店
西口アサノ 外商部

茨城県

丸善 筑波大学医学書籍部
ACADEMIA イーアスつくば店

栃木県

廣川書店 獨協医科大学店
大学書房 獨協医大店
ビッグワンTSUTAYA 宇都宮竹林店
大学書房 自治医大店

埼玉県

佃文教堂
三省堂書店 大宮店
Book Depot 書楽
藤書院
酒井書店 中央店
カサモ関口商店
文光堂 埼玉医大店

群馬県

廣川書店 高崎店
群馬大学生協 昭和店書籍部
廣川書店 前橋店
蔦屋書店 前橋みなみモール店

新潟県

紀伊國屋書店 新潟店
ジュンク堂書店 新潟店
考古堂書店
西村書店

長野県

明倫堂書店 松本店
信州大学生活協同組合 松本書籍部店
丸善 松本店

山梨県

山梨大学生協書籍部
丸善 山梨大学医学部購買部
明倫堂書店 甲府店

静岡県

吉見書店
すがやブック
谷島屋 浜松店
ガリバー 浜松店
谷島屋 浜松医科大学売店
天竜谷島屋

愛知県

精文館書店
ジュンク堂書店 ロフト名古屋店
丸善 名古屋本店
大竹書店
名古屋大学生協 南部書籍店
丸善 愛知医科大学売店
文昌堂

岐阜県

岐阜大学生協 中央店
丸善 岐阜店
ぜんな書房
松林堂書店

石川県

金沢大学生協 角間店書籍部
北国書林 外商部
うつのみや 営業センター
忠谷書店

富山県

文苑堂書店
Booksなかだ 本店専門書館

福井県

勝木書店
千田書店
海光堂書店 松原店

三重県

ワニコ書店
三重大学生協 第2購買書籍店
ひまわり書店

大阪府

ジュンク堂書店 大阪本店
紀伊國屋 グランフロント大阪店
紀伊國屋書店 梅田本店
MARUZEN&ジュンク堂書店 梅田店
旭屋書店
神陵文庫 大阪支店
ジュンク堂書店 難波店
大阪市立大学生協
大阪大学生協書籍部 医学部店
ワニコ書店 枚方店
ジュンク堂書店 大阪外商部

京都府

ジュンク堂書店 京都店
丸善 京都本店
辻井書院
ガリバー 京都店

和歌山県

和歌山県立医科大学生協書籍部

兵庫県

神戸大学生協書籍部 医学部店
ジュンク堂書店 三宮店
神陵文庫 本店
ジュンク堂書店 姫路店

奈良県

奈良栗田書店

鳥取県

今井書店 倉吉店
今井書店 錦町店

島根県

島根井上書店
今井書店 出雲店

岡山県

岡山大学岡山生活協同組合ブックストア
泰山堂書店 鹿田本店
岡山大学生協 鹿田店

広島県

啓文社コア 神辺店
啓文社
紀伊國屋 広島店
丸善 広島店
ジュンク堂書店 広島駅前店
井上書店(広島)
フタバ図書 TERA店

山口県

井上書店
山口大学生協

香川県

宮脇書店 本店
宮脇書店 香川大学医学部店

徳島県

徳島大学生協 蔵本店
久米書店

高知県

金高堂

愛媛県

ジュンク堂書店 松山店
新丸三書店 本店
新丸三本店 医学部店
明屋書店 松山本店

福岡県

白石書店 本店
ジュンク堂書店 福岡店
金文堂 本店
うどう書店
丸善 博多店
九州神陵文庫 本社
九州大学生協医系店
積文館書店
九州神陵文庫 久留米大学医学部店
紀伊國屋 久留米店

長崎県

酒井文海堂
好文堂書店
金明堂

熊本県

金龍堂

大分県

ジュンク堂書店 大分店
ブックス玉屋
淵書店

宮崎県

田中図書販売

鹿児島県

鹿児島大学生協 医歯学部店
金海堂書店
ジュンク堂書店 鹿児島店

沖縄県

ふるさと医学書

問1　職業
- □ 診療放射線技師
- □ 放射線科医師
- □ 他科の医師
- □ 看護師
- □ 薬剤師
- □ 経営者(病院)
- □ 経営者(個人開業医)
- □ 技術者
- □ 医療機器メーカ関係者
- □ 学生
- □ その他(　　　　　　　　　)

問2　「RadFan」をどれくらいの頻度で読んでいますか?
- □ 毎回読んでいる
- □ 興味がある号を読んでいる
- □ 今回初めて読んだ
- □ 定期購読している

問3　「RadFan」をどこで購入しましたか?
- □ 書店
- □ インターネット
- □ メディカルアイに直接注文した
- □ 職場や学校にあった
- □ 関係者・執筆者からもらった

問4　日頃読んでいる雑誌はどれですか?(いくつでも)
- □ 日経メディカル
- □ 月刊新医療
- □ INNERVISION
- □ 映像情報メディカル
- □ 臨床画像
- □ 画像診断
- □ 臨床放射線

問5　今月号のなかで、良かった記事/面白かった記事/参考になった記事をお選びください(いくつでも。記事の番号を下のリストから選択してください)。

1. 15P Ai画像を資料とした、機械学習による骨の性別判定・年齢推定法の開発
2. 20P ディープラーニングを用いたAi-CTに対する死後経過時間推定に有効な画像特徴の発見
3. 23P 死後摘出された心臓での冠動脈CT画像を用いたRadiomics研究(論文紹介)と北海道大学における学外から依頼された死後画像診断読影の活動報告
4. 27P 院内死亡における放射線科医の役割
5. 30P 法医学分野のAi-CT撮影技術に関する情報提供　～fused CT・Star-trail artifact・体内金属の描出～
6. 33P Ai認定診療放射線技師の役割
7. 36P 救急医療現場でのAi(オートプシーイメージング)取り組み
8. 40P 市中病院での診療放射線技師の取り組み
9. 44P 群馬県立小児医療センターにおける死後MRIの活用
10. 49P 獣医療におけるAiの現状と将来
11. 53P 心肺蘇生術直後のAiにおける心臓内ガスの正体とは??～血液検査との関係から探る～
12. 57P 臨床Aiと法医学Aiはパラレル! イメージング?
13. 61P 頚椎・頚髄損傷の見逃しをなくすための試み～死後頚椎動態撮影～
14. 65P ホルマリン固定臓器のMRI
15. 69P 死後CTにおける株式会社日立製作所の取組み
16. 73P 日本のテレビドラマに登場したAi
17. 84P 改良型「パノラマシールド®」の有用性について～防護メガネの役割と妥当性を考える～
18. 87P 新型コロナウイルス検査キット
19. 89P コロナ禍で活躍する製品 感染症対策医療コンテナCT
20. 92P 業務を支える二つのガジェット

問6　今月号の内容はいかがでしたか?
- □ 満足
- □ まあ満足
- □ やや不満
- □ 不満
- □ どちらでもない

問7　今月号を読んで、どのような感想を持ちましたか?(いくつでも)
- □ 業務・ビジネスに役立つ内容だった
- □ 得する情報が載っていた
- □ すぐにでも実践できる内容だった
- □ 興味・関心をひく内容だった
- □ 製品やサービスを詳しく知ることができた
- □ 特に何も感じなかった
- □ 特に何も感じなかった

問8　資料がほしいメーカをお聞かせ下さい(いくつでも)。
- □ アボット メディカル ジャパン

製品名を下記にご記入ください。

問9　読みたい記事・関心がある話題・話を聞いてみたい人などがあれば教えてください。

問10　ご意見・ご感想がございましたら教えてください。

※記入いただいた内容は今後の紙面づくりに役立たせていただきます。

氏　名	姓		名		（　　　歳)男・女
住　所	〒		都道 府県		
ご所属先					
Tel	（　　　）	-			
Mail					

2021年もより一層充実した内容を
毎号お届けします

Rad Fan

NEXT ISSUE

次回予告　2021年4月号（2021年3月31日刊行予定）

特集
2021年のRadiology
～今年1年を完全分析!～
＜執筆予定者＞(敬称略)

●連載 第8回
ユーザーが明かす「SOMATOM go.TOP」イチオシポイント
堀田耕司(伊丹恒生脳神経外科病院)

●連載
MY BOOKMARK～本当に使いやすい製品がこの中に～
File No.14　江本　豊(京都医療科学大学)
File No.15　鈴木渚斗(KKR札幌医療センター)
File No.16　笹木　工(北海道大学病院)
File No.17　三井宏太(佐賀県医療センター好生館)
File No.18　川原大典(NTT東日本札幌病院)

※なお、内容は一部変更になることがございます。ご了承ください。

2021年5月号は、特集1「俺のIVR」、特集2「脊椎転移への定位照射」、連載「MY BOOKMARK～本当に使いやすい製品がこの中に～」をお届けします。

詳細はHPをご覧下さい。➡
Twitter@radfaneditors

RSNA2020取材速報
RadFanPLUS
2021年はこの製品が来る!

http://www.e-radfan.com
お近くの書店でもお買い求めいただけます。

Rad Fan 3月号 2021年2月26日発行 第19巻 第3号

編集人・発行人▶黒沢次郎
表紙イラスト▶岡田航也
表紙デザイン▶浅沼英次
デ ザ イ ン▶(株)ホワイト企画
　　　　　　　浅沼英次
印　　刷▶三報社印刷(株)
発　　行▶(株)メディカルアイ

〒171-0022　東京都豊島区南池袋 3-18-43 内山ビル 3F
TEL：03-5956-5737　FAX：03-5951-8682
E-MAIL：m-eye@medical.email.ne.jp
本誌に掲載された著作物の翻訳・複写・転載・データベースへの取り込みおよび送信に関する許諾権は、小社が保有します。